华西医学科普丛书
HUAXI YIXUE KEPU CONGSHU

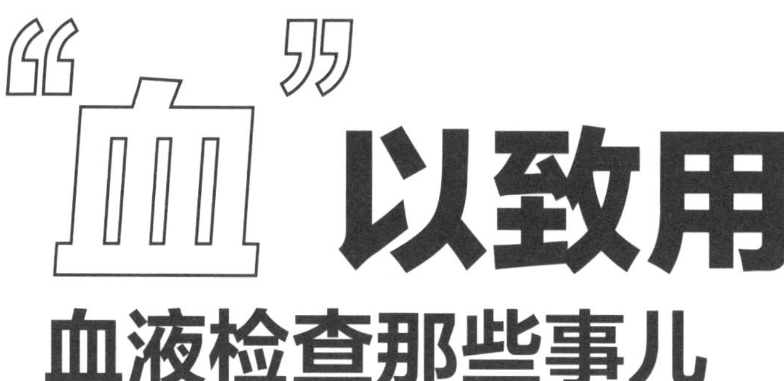

# “血”以致用
## 血液检查那些事儿

主 编 刘艮英 宋昊岚 贾 丹

四川大学出版社
SICHUAN UNIVERSITY PRESS

**图书在版编目（CIP）数据**

“血”以致用 ： 血液检查那些事儿 / 刘艮英， 宋昊岚， 贾丹主编． — 成都 ： 四川大学出版社， 2023.8

（华西医学科普丛书）

ISBN 978-7-5690-6272-4

Ⅰ．①血… Ⅱ．①刘… ②宋… ③贾… Ⅲ．①血液检查—普及读物 Ⅳ．①R446.1-49

中国国家版本馆CIP数据核字（2023）第147233号

书　　名：“血”以致用——血液检查那些事儿

“Xue”yizhiyong——Xueye Jiancha Naxie Shir

主　　编：刘艮英　宋昊岚　贾　丹

丛 书 名：华西医学科普丛书

---

丛书策划：侯宏虹　周　艳

选题策划：龚娇梅

责任编辑：龚娇梅

责任校对：倪德君

装帧设计：叶　茂

责任印制：王　炜

---

出版发行：四川大学出版社有限责任公司

地址：成都市一环路南一段24号（610065）

电话：（028）85408311（发行部）、85400276（总编室）

电子邮箱：scupress@vip.163.com

网址：https://press.scu.edu.cn

印前制作：四川胜翔数码印务设计有限公司

印刷装订：四川盛图彩色印刷有限公司

---

成品尺寸：148mm×210mm

印　　张：6

字　　数：116千字

---

版　　次：2023年10月 第1版

印　　次：2023年10月 第1次印刷

定　　价：39.00元

---

本社图书如有印装质量问题，请联系发行部调换

扫码获取数字资源

四川大学出版社
微信公众号

# 《“血以致用”——血液检查那些事儿》编委会

**主　　编**　刘艮英　宋昊岚　贾　丹

**副 主 编**　陈晓华　胥巧玉　左建容　孙文进

## 编　委

**四川大学华西医院**

刘艮英　张　涛　陈　虹　刘　丹　许功丹　凌莉琴　王晥林
万江红　李荟樱　李小芹　龚　敏　万诗琪　宋昊岚　刘庆芳
张　洁　左建容　贾　丹　胡晓坤　唐丹萍　刘雪婷　陈　义
谭斯文　徐梦露　杨　洋　胥巧玉　卫丽娟　李秋诗　陈晓华
孙文进　冯佩璐　冯箫箫　何子杉

**四川大学华西第二医院**

夏　斌　乔诗怡

**北京协和医学院护理学院**

李思佳

## 绘　图

**四川大学艺术学院**

张　苏　郭　畅

**四川师范大学美术系**

文　江　程蓉琳　杨　蕴　谭麓杨　江　涵

# 主编简介

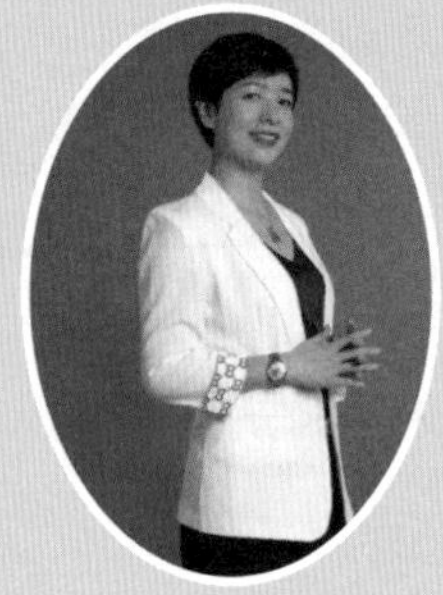

**刘艮英**　四川大学华西医院门诊部采血中心主管护师，中国致公党党员，工商管理硕士，华西护理学院本科生导师，国家二级健康管理师。作为负责人负责省部级课题1项，参与省部级课题2项、横向课题1项；以第一作者发表核心期刊学术论文6篇；主编专著2部，参编专著2部。

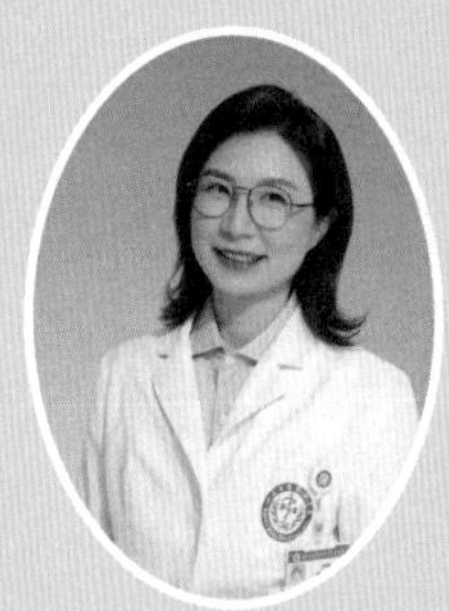

**宋昊岚**　四川大学华西医院实验医学科副主任技师，临床检验诊断学硕士。现任中国老年医学学会检验医学分会委员，四川省医学会微循环与血液流变学专业委员会委员。主要从事临床生化、激素检测工作，关注心血管、代谢性疾病生化标志物的临床应用。负责省科技厅重点项目1项，参与国家及省级课题5项，发表论文20余篇，参编专著7部。

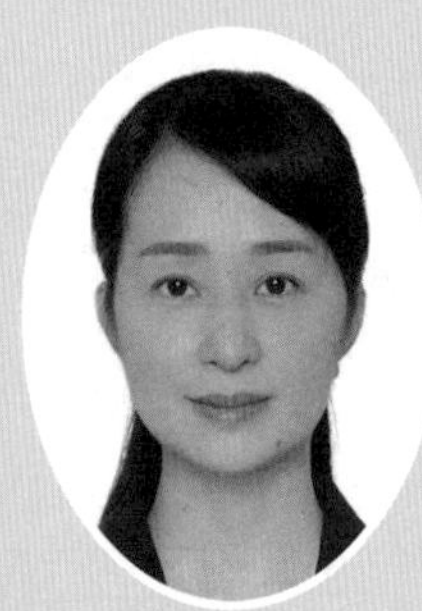

**贾　丹**　副主任护师，四川大学华西医院病区护士长，华西护理学院本科生导师、教学督导专家，2021年度"大学生创新创业训练计划"评审专家，中华护理学会第二十八届理事会非公立医疗机构工作委员会副主任委员，四川省护理学会全科护理专委会常委，《中国胸心血管外科临床杂志》第三届中青年编委。作为项目负责人负责省部级课题2项，参与省科技厅项目3项、横向课题1项；发表核心期刊学术论文20余篇，其中被SCI收录3篇；参编图书4部。

# 目录

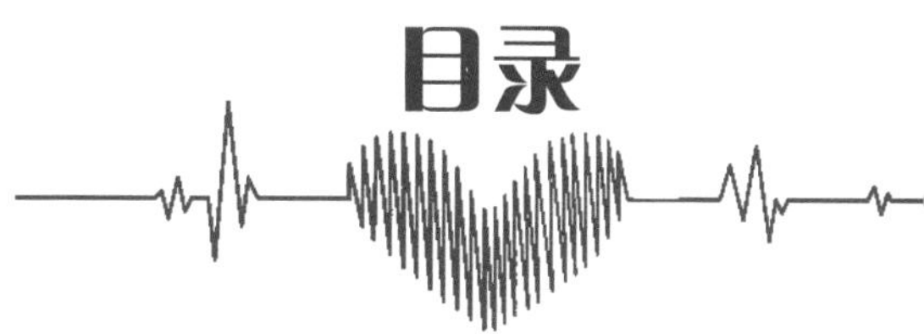


第一章　您明白吗？小故事 大“血”问 …………………… 1

第一节　血液标本的检测价值………………………… 2

第二节　血液标本的采集原则与程序………………… 7

第二章　您知道吗？采血前的二三事儿 ……………… 13

第一节　门诊采血环境的准备………………………… 14

第二节　采血前患者的准备…………………………… 17

第三节　采血操作人员的准备………………………… 27

第四节　材料的准备…………………………………… 32

第三章　您学会了吗？“高手”是这样练成的 ……… 41

第一节　采血应用技术分类…………………………… 42

第二节　选择合适的血管进行穿刺…………………… 66

第三节　止血带使用要求……………………………… 67

第四节　皮肤消毒方法及注意事项…………………… 70

第五节　真空采血管类型及使用顺序………………… 72

第六节　血流不畅的原因及处理方法…………………… 76
第七节　如何预防标本溶血……………………………… 85
第八节　采血时发生神经性疼痛该如何处理………… 91
第九节　采血时发生低血糖该如何处理……………… 96
第十节　特殊人群血液标本采集方法及技巧………… 101

第四章　您清楚了吗？采血后不容忽视的细节 ……… 111

第一节　正确按压穿刺点止血…………………………… 112
第二节　常见的采血并发症……………………………… 115
第三节　采血后出现局部淤血及血肿的影响因素……… 118
第四节　淤血及血肿的处理……………………………… 123
第五节　静脉采血后局部感染的处理…………………… 125
第六节　采血后晕针和晕血的处理……………………… 130

第五章　您熟悉了吗？血液检查小常识 ……………… 137

第一节　临床常规血液检验项目及意义………………… 138
第二节　采血常见疑问解答……………………………… 152

参考文献 ………………………………………………… 175

# 第一章

# 您明白吗？

# 小故事 大“血”问

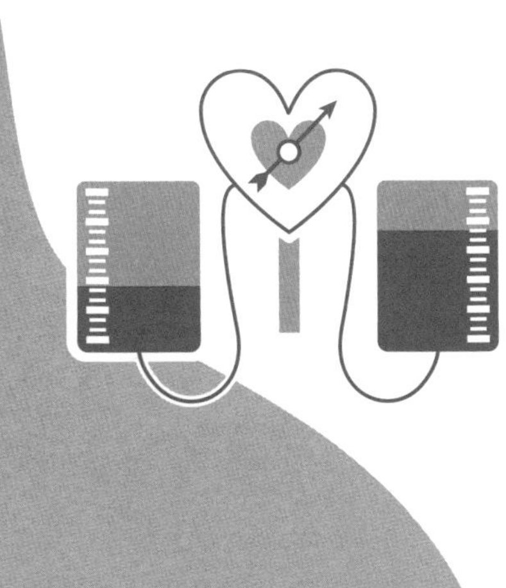

## 第一节　血液标本的检测价值

随着现代医学的发展，疾病的诊断方法日益增多，但血液检查仍然是常见、基础且重要的诊断方法之一。通过血液检查，可协助明确疾病的诊断，判断病情进展，制订治疗方案，观察治疗效果，为调整治疗方案提供依据。由此可知，血液检查对疾病的诊断和治疗都起着非常关键的作用。

### 一、血液的组成和理化特性

#### （一）血液的组成

血液是由血细胞和血浆组成的。其中血浆占血液容积的55%，为一种淡黄色的透明液体；血浆90%以上都是水分，此外还有一些蛋白质、电解质、无机物等，蛋白质包括白蛋白、球蛋白、凝血因子等；电解质包括钾离子、钙离子、磷离子、镁离子、氯离子等；无机物主要包括尿素、肌酐、胆红素。血细胞约占血液容积的45%，包括红细胞、白细胞和血小板三类，其中红细胞所占比例最大。

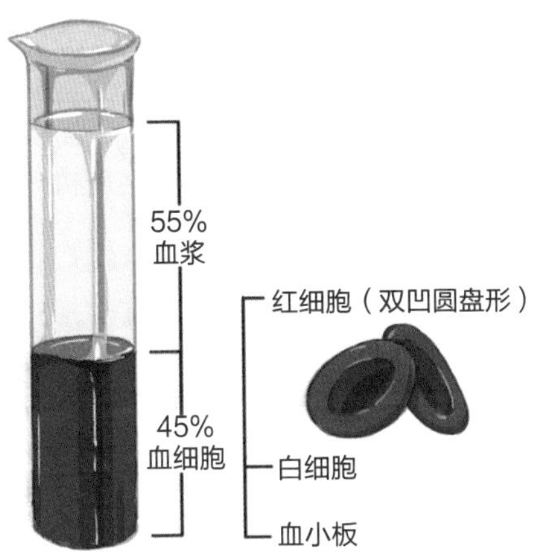


成熟红细胞呈双凹圆盘形，具有较大的表面积，有利于气体（$O_2$和$CO_2$）交换。成熟红细胞内无细胞核和细胞器，胞质内充满血红蛋白。成年男子红细胞计数正常值为（4.0～5.5）×$10^{12}$/L，平均值为5.0×$10^{12}$/L，血红蛋白为120～160g/L；成年女子红细胞计数正常值为（3.5～5.0）×$10^{12}$/L，平均值为4.2×$10^{12}$/L，血红蛋白为110～150g/L。红细胞中的血红蛋白具有运输$O_2$和$CO_2$及对酸性或碱性物质起缓冲作用的功能。

白细胞的种类较多，形态和功能各异，有核，根据胞质中有无特殊的嗜色颗粒，白细胞可分为粒细胞和无粒细胞两大类。粒细胞又分为中性粒细胞、嗜酸性粒细胞、嗜碱性粒细胞，无粒细胞则分为单核细胞和淋巴细胞。其中，中性粒细胞占50%～70%，嗜酸性粒细胞占0.5%～5.0%，嗜碱性粒细胞占0%～1%，单核细胞占2%～8%，淋巴细胞占

20%～40%。白细胞具有游走、趋化、变形与吞噬等生理特性，是机体防御系统的重要组成部分。中性粒细胞的含量最多，其功能为吞噬异物，尤其是细菌，是机体抵御入侵细菌的第一道防线；单核细胞的功能为清除死亡、不健康的细胞及其破坏后的产物，微生物及其产物，是机体抵御入侵细菌的第二道防线；嗜酸性粒细胞具有抗过敏和抗寄生虫作用；嗜碱性粒细胞可释放组胺及肝素。T淋巴细胞约占淋巴细胞的75%，参与细胞免疫（如异体移植物排斥、抗肿瘤等），具有调节免疫的功能；B淋巴细胞又称抗体形成细胞，参与体液免疫，受抗原刺激后增殖分化为浆细胞，产生抗体。正常成人血液标本的白细胞计数为（4～10）$\times 10^9$/L，当白细胞数目减少，尤其是粒细胞减少时，易诱发各种感染。

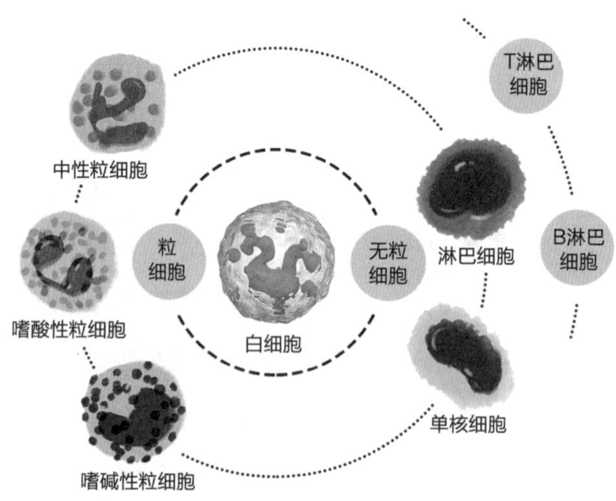

血小板主要参与机体的止血与凝血过程。其黏附、释放、聚集、收缩与吸附的生理特性，与其生理功能的正常发挥密切相关。血小板减少、血小板功能障碍或各种凝血因子缺乏，均可导致出血。当血小板计数低于$5\times10^{4}$/L时，就会出现出血倾向。

血液总量占体重的7%～8%，足够的血液量是维持正常的动脉血压和适当的微循环灌注的必要条件。大出血的后果取决于出血的量、速度、部位，以及人体的一般状态。一般来说，一次出血达总血液量的10%左右，不会出现临床症状，机体可通过神经和体液调节使血液量逐渐恢复。健康人一次失血超过总血液量的20%，将出现临床症状。一次失血超过总血液量的30%，可危及生命。大量失血，往往需要进行输血治疗。

血液离体后自然凝固，分离出的淡黄色透明液体称为血清。血液加抗凝剂后分离出来的淡黄色透明液体称为血浆。血清与血浆的区别是血清缺少某些凝血因子，如凝血因子Ⅰ（纤维蛋白原）、凝血因子Ⅱ（凝血酶原）、凝血因子Ⅴ、凝血因子Ⅷ等。全血适用于临床血液学检查，如血常规检查、血细胞分类和形态学检查等；血浆适用于血浆生理性和病理性化学成分的检查，血浆中包含钙离子在内的大部分凝血因子，也适用于血栓和凝血功能的检查；血清适用于临床化学、临床免疫学、分子诊断学等检查。

（二）血液的理化特性

血液是存在于心脏和血管内的流体组织，在体内通过循环系统与机体所有的组织器官发生联系。血液的基本功能是运输$O_2$、营养物质、代谢产物、激素等。此外，血液还有调节酸碱平衡、保持机体内外环境稳态和防御功能。血液参与机体的每一项活动，当血液系统发生病变时，可以影响全身的组织器官，相反，组织器官病变时又可以直接或间接地引起血液的改变。因此，血液检查是临床常用的实验室检验项目之一，它可以反映机体的各项功能及异常变化，为医生明确诊断、判断病情变化和制订治疗方案提供参考。

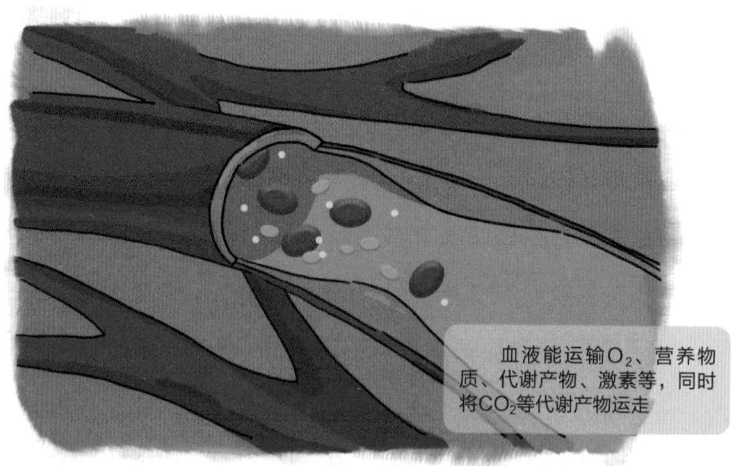

## 第二节　血液标本的采集原则与程序

实验室检验的各个项目为医生提供准确可靠的诊断依据。为了保证实验室检验数据的可靠性，在检验过程中必须坚持进行全面和全过程的质量控制，即对影响实验室检验结果可靠性的各方面因素及各个环节进行质量控制。患者的血液、体液、分泌物、排泄物均应视为具有潜在传染性的物质，接触上述物质者必须采取标准预防措施。检验科常见检验标本大致分为血液、体液、分泌物三大类。血液包含血清、血浆、全血等，体液包含尿液、粪便等，分泌物包含阴道分泌物、各类拭子等。检验全过程质量控制包括实验前（分析前）、实验中（分析中）和实验后（分析后）三个阶段的质量控制。在所有的实验误差中，实验前误差占70%，故实验前质量控制对减少实验误差尤其重要。实验前质量控制包括患者准备和标本采集、处理、储存、运送等。因而能否正确、规范地采集和处理标本，是保证实验前质量、降低实验误差的重要内容。鉴于检验医学涉及的检测项目多，检测方法也各不相同，标本采集的要求也因不同的检测项目而有所区别。因此，检验科应向临床科室提供“检验样本采集指南”，以规范检验标本的采集、处理、储存、运送。本节主要介绍血液标本采集应遵循的基本原则和程序。

## 一、血液标本采集应遵循的两个基本原则

送检标本的质量要符合要求，须遵循以下两个基本原则：

第一，送检标本必须满足检验结果正确性的各项要求。

第二，检验结果必须能真实、客观地反映患者当前病情。

负责血液标本采集的人员应尽可能避免一切干扰因素，因为当这些干扰因素存在时，会影响检验结果的正确性，或者导致检验结果并不能反映患者当前病情。所以，临床中应牢记“用不符合质量要求的标本进行检验，不如不进行这项检验”。

## 二、血液标本采集应遵循的3W1H程序

除了符合两个基本原则，标本采集还应遵循3W1H程序，即Who、When、Where、How。

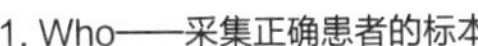


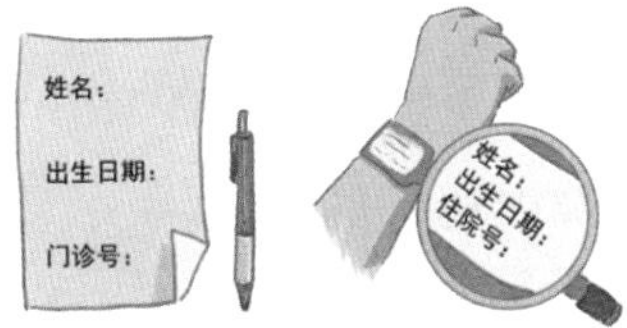


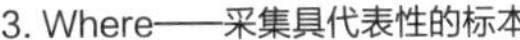


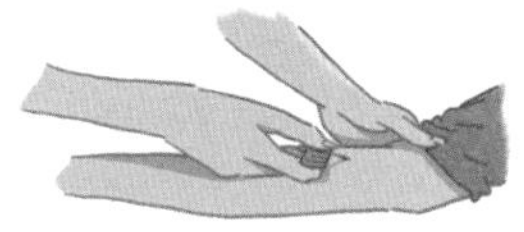

2. When——采集最佳时间的标本

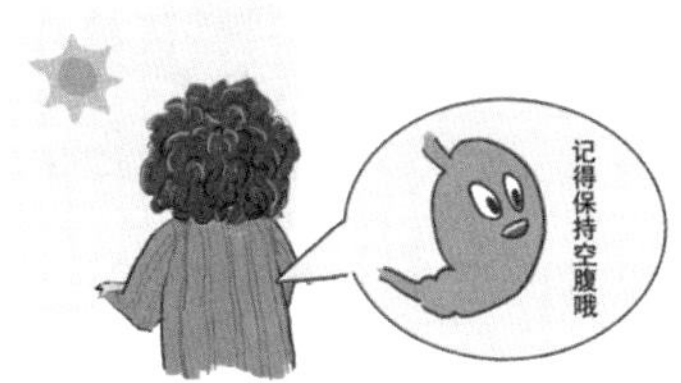


4. How——采集符合要求的标本

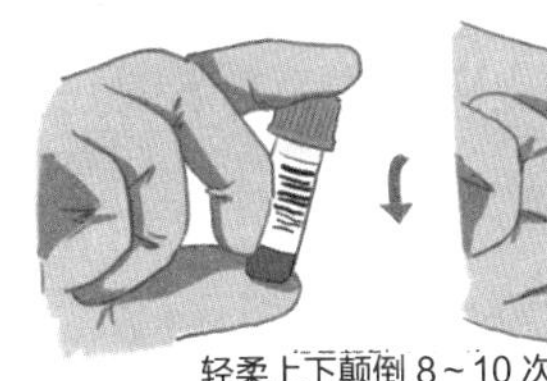
轻柔上下颠倒 8～10 次

（一）Who——采集正确患者的标本

（1）患者识别是一切操作的前提，是患者十大安全目标的第一条。应确保患者诊疗过程安全，严防医疗不良事件的发生，确保将正确的医疗服务提供给正确的患者。

（2）严格执行医院患者身份识别制度，至少通过核对两种以上的识别信息（门诊患者：姓名+门诊号+出生日期；住院患者：确认腕带，姓名+住院号+出生日期）来确认患者身份。

①标本采集操作前要认真核对患者身份，原则上由患者本人提供身份识别信息，无法提供时，由其授权人（或监护人）提供。

②对昏迷、意识不清、语言交流障碍、无自主能力、新

生儿、7岁以下患儿及进行无痛检查、手术等患者须使用腕带作为识别身份的标识和核对的有效手段。在标本采集操作前要认真核对腕带上的各项信息，准确识别患者身份。

③禁止仅以病房号、床号作为患者身份识别信息。门诊号、住院号、性别、年龄、出生日期、民族、诊断、联系电话、过敏史等可作为患者身份识别的补充信息。

（3）为防止贴错标签，标本容器的标签上至少应注明下列内容：患者姓名、性别、出生日期、送检科别、床号、住院号/门诊号、标本类型、检验项目、采集时间。

（4）标本采集后应再次核对检验申请单信息、患者身份和容器标识是否一致。

（二）When——采集最佳时间的标本

（1）最具代表性的时间：血液标本原则上在患者晨起空腹时采集，以尽可能减少患者昼夜节律带来的影响。

①晨起时患者一般处于平静、休息状态，可以减少由于患者运动、饮食带来的影响。

②参考区间通常是根据正常健康人空腹血标本测定值确定的，因此，在相同状态下采集血液标本易于与参考区间做比较。

（2）特殊项目具有其特殊的采血时间。

（3）对诊断最有价值的时间：急性心肌梗死患者查心

肌肌钙蛋白T或I在发病后4～6小时采样较好；病毒性感染抗体的检测，在急性期及恢复期采取双份血清检测对诊断的意义较大。

（三）Where——采集具代表性的标本

静脉采血时患者应取坐位或卧位，止血带使用后1分钟内采血，回血后立即松开。

（四）How——采集符合要求的标本

（1）正确使用抗凝剂。采血过程中应严格遵循采血管使用顺序，若采血管使用顺序错误，严禁将错误抗凝剂采血管内的血液直接倒入正确抗凝剂的采血管。例如，血细胞分析采血管（紫管）内的乙二胺四乙酸二钾盐（$EDTA-K_2$）抗凝剂含有钾离子，不能将其中的血液直接倒入含有促凝剂（惰性分离胶）的黄管用于生化项目检验，否则将会对血液标本中钾离子的检测造成严重干扰，导致错误报告。

（2）防溶血、防污染。无论是含有抗凝剂的采血管，还是含有促凝剂的采血管，血液采集后均须轻柔颠倒8～10次，使得抗凝剂或促凝剂与血液充分混合。但禁止猛烈摇晃采血管，剧烈的摇晃会破坏血细胞产生溶血，导致分析前质量失控。

（3）容器清洁度或无菌程度应符合要求。

（4）防止过失性采样（如采错部位，真空采血管抗凝剂类型选择错误等）。

（5）防止一边输液一边采血。紧急情况必须要采血时，严禁在患者输液同侧近心端采血，更不能直接从输液通道抽取血液标本。

# 第二章

# 您知道吗？采血前的二三事儿

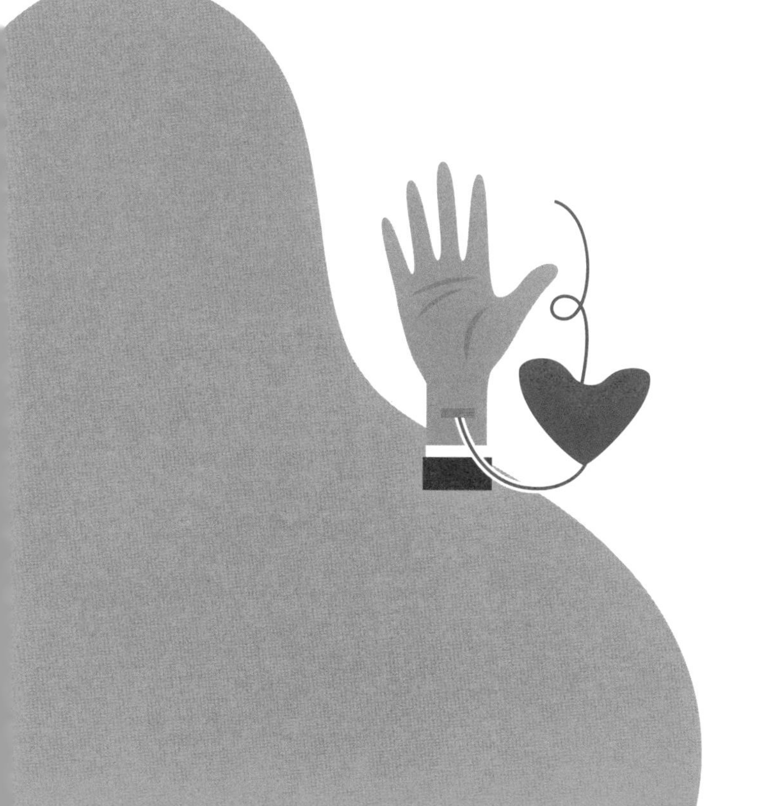

血液标本占临床医学实验室检验总标本量的75%以上。血液中各种细胞成分的量和质的变化可以协助判断机体组织器官的病变情况，为诊疗及预后评估提供依据，而获得高质量的血液标本是获得准确而可靠的检验结果的首要环节。要获得高质量的血液标本，除了关注采血操作人员相关因素和客观外部因素外，患者因素也是需要重视的关键环节，部分患者在血液标本采集前因缺乏采血常识，不重视饮食、药物及生理状况等诸多采血前注意事项，准备不足或者错误准备、有畏惧心理、不积极配合，造成穿刺失败及血液标本各项指标不准确、不合格。因此，从采血操作人员、患者等各个环节普及正确的采血前准备知识就显得尤为重要了。

## 第一节　门诊采血环境的准备

门诊血液标本采集应规划好等待区域和操作区域，保证等待区域与操作区域保持一定距离，从而保证采血操作的有序进行，避免血液采集过程中被污染。门诊应提供舒适的采血环境，让患者得到心理上的放松。

## 一、操作区域的准备

操作区域的准备内容如下：

（1）操作前30分钟停止对操作区域的清扫工作，减少患者在操作区域附近走动，防止扬尘。

（2）操作室清洁、宽敞，并定期消毒。

（3）操作台面清洁、干燥。

（4）物品放置布局合理，无菌物品与非无菌物品分开放置，且有明显标志。

（5）无菌物品外应标明物品名称、灭菌日期，开启后应标明开启的日期及失效日期，按失效日期先后顺序摆放。

（6）无菌物品过期或受潮应重新灭菌。

（7）应备好抢救药物、心电监护与除颤仪等抢救用物，防止发生意外。

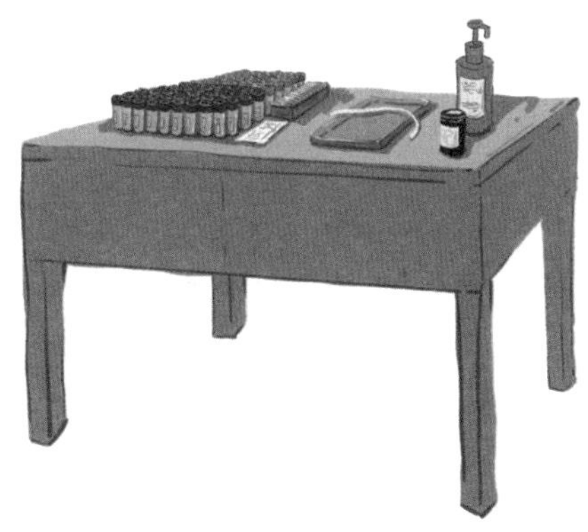

## 二、等待区域的准备

等待区域准备内容如下：

（1）等待区域应保持清洁、宽敞、明亮、通风，且定期消毒。

（2）等待区域应合理摆放桌凳，方便患者采血前的等待和采血后对采血部位的按压与衣物整理。

（3）根据不同类型的标本采集制作健康指导手册，指导患者进行采血前的准备，告知采血后的注意事项，将其分类放置在明显的位置，方便患者阅读。

（4）等待区域应放置“禁止吸烟”“保持安静，禁止大声喧哗”等宣传标识，防止发生此类情况，营造良好的环境。如发生上述禁止的情况，门诊护士应及时制止。

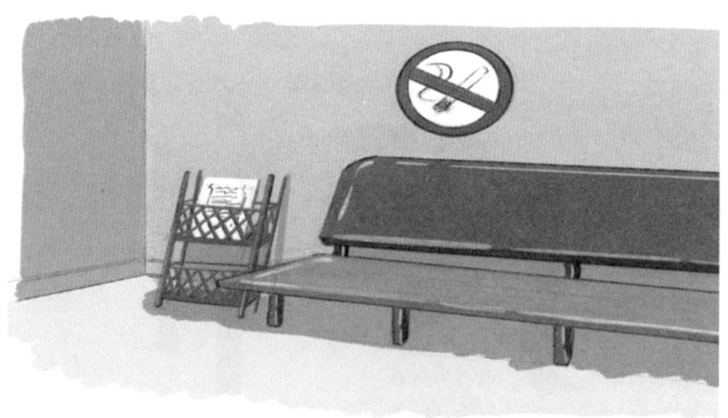

（5）可单独设立窗口发放面包、牛奶等，保证患者采集完血液标本后可进食，防止低血糖的发生。

（6）等待区域应设立去往各个区域如住院部、急诊、出口等的明显标识，方便患者在采集完血液标本后离开。

## 第二节　采血前患者的准备

医护人员、检验人员指导患者做好准备，询问患者采血前相关信息，考虑饮食、运动、生理周期、疾病及药物等对检验结果可能产生的影响，指导患者取正确体位采集血液标本。

### 一、采血前的饮食准备

饮食为人体提供能量，但是餐后时间的长短、饮食结构及食物种类对部分检验指标存在一定的影响，各种食物被摄入并消化吸收后，血液中的葡萄糖、血脂会随之升高，胰岛素由于高血糖的刺激也会升高，这些影响都与餐后时间直接相关。因此建议患者在进行相关血液检查前应遵医嘱。例如，采血前24小时保持平时的饮食习惯；避免饮咖啡、浓茶及酒类。多数检验项目，尤其是血液检查，采血前应空腹

8～12小时，以免影响检验结果。还有一些检验项目要求在清晨空腹时采集患者血液，以避免饮食对检验结果的影响，空腹期间可以少量饮水。而且常用的检验指标参考区间的建立都是基于空腹的健康人群的，所以应注意餐食时间对检验结果的影响。

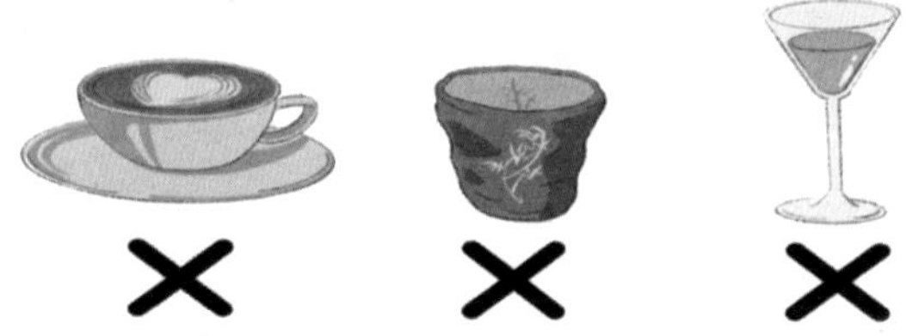

（1）饮食结构及食物种类。不同的食物所含的成分不一样，对检验结果的影响也不一样。如高蛋白可使血液中的尿素氮和肌酐增高；高嘌呤食物、动物内脏可致血液中的尿酸明显升高；高脂肪饮食会导致乳糜微粒及三酰甘油升高，同时还会影响肝功能和免疫球蛋白等的测定。

（2）空腹。空腹是指餐后时间超过8小时，但有些患者由于种种原因空腹时间过长，处于饥饿状态，也会对检验结果产生一定的影响。空腹时间过长会导致超过16种检验指标发生改变，如葡萄糖、胆固醇、载脂蛋白、尿素氮降低，肌酐、尿素、脂肪酸及尿液中酮体的含量上升，患者需避免饥饿影响检验结果。

空腹要求至少禁食8小时，以12～14小时为宜，但不宜超过16小时。采血时间以上午7：00—9：00为佳，空腹期间可少量饮用白开水，但不宜超过200ml。

没吃没吃，抽饿血呀，只喝了大半瓶矿泉水（约400ml）
您好，请问早上吃东西没？需要抽饿血。

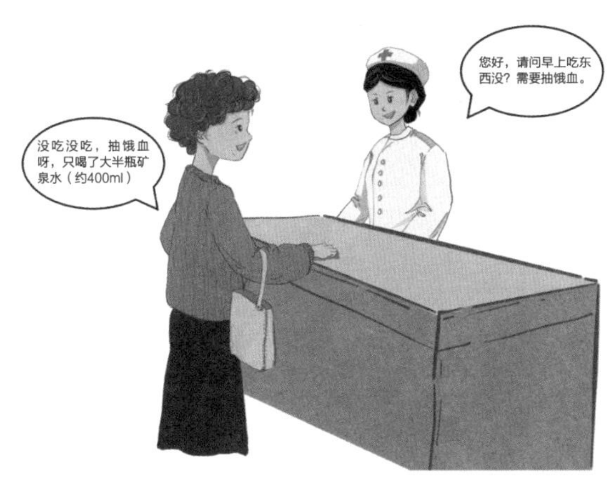

## 二、采血前的运动准备

运动对特定血液成分的影响通常呈一过性，往往由以下原因引起：水分和其他物质在不同体腔之间移动，代谢所需要能量的差异，身体活动本身可能引起的生理性变化。因此，首选在基础状态下采集血液标本，因为基础状态更容易复制，也更容易标准化。剧烈运动可使人体处于应激状态，可使白细胞、血红蛋白、肾上腺素、糖皮质激素、胰岛素浓度发生改变。运动对检验结果的影响程度与个体平时的体育锻炼程度有关。运动可使细胞释放的酶类增多，从而增加一些酶的血清活性，这种增加可持续至运动后12～24小时，如肌酸激酶、醛缩酶和天门冬氨酸转氨酶。

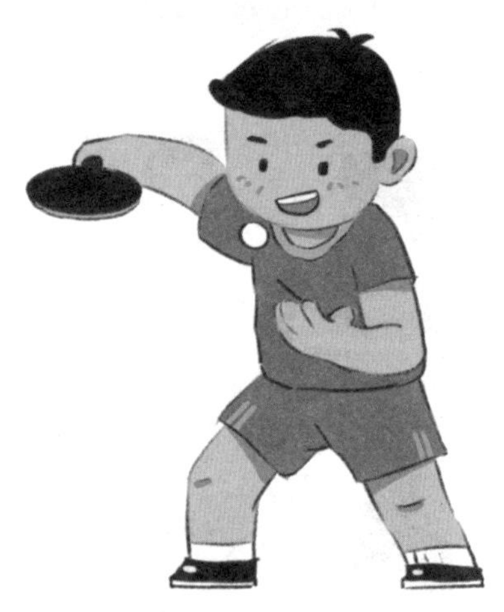

身体活动水平的显著改变，如在住院或骨折固定后数天内发生的身体活动水平的改变，可引起特定血液指标的较大变异；如患者同时服用一些特定药物（如他汀类药物），可加重这些改变。因此，要求患者在清晨采血，住院患者可在起床前采血，对于门诊采血患者，快步行走之后，应至少休息5～15分钟后再采血。在采血的前24小时和采血当日早晨应避免剧烈高强度的身体活动和劳动。对于需要运动后采血检测的情况，临床医生会和患者、采血操作人员和检验人员提前沟通。

## 三、采血前的心理和情绪准备

一些检验项目存在年龄和性别差异，同一个体存在不同的生理、心理特点及变化，医护人员在解释检查结果时应注意考虑性别、年龄、昼夜节律、生理周期（如月经期、妊娠期）等因素对检验结果的影响，并给予指导。患者采血前应处于平静状态，避免情绪激动，很多患者对采血有恐惧和畏难情绪，此时应嘱其遵从采血人员操作引导，放松心情，分散注意力，缓解情绪，从而减轻对检验结果的影响。

请放松，放松，
一下就好了。
好的，没问题。
请放松，放松，
一下就好了。
害怕，怕疼。

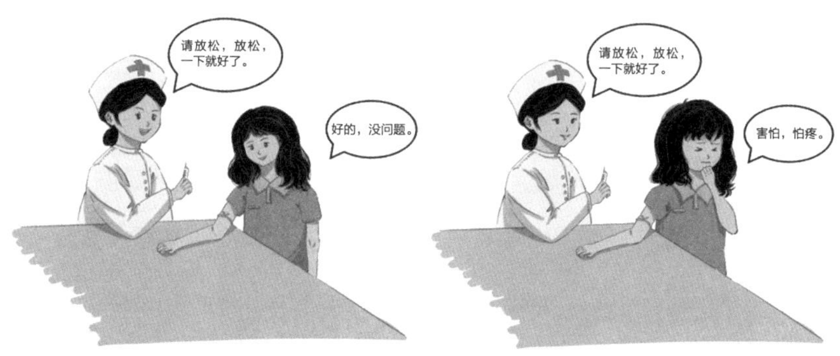

患者在采血前如有特殊注意事项需提前告知采血操作人员，如有晕针史、晕血史、造瘘术后、乳腺癌术后、行增强磁共振或增强CT扫描时。

## 四、采血的时间

临床检验离不开血液标本，获取血液标本少不了采血，采血稳准狠可不够，采血时间不对引起的尴尬事件可不少。那么，采血前该了解的采血时间方面的知识有哪些呢？

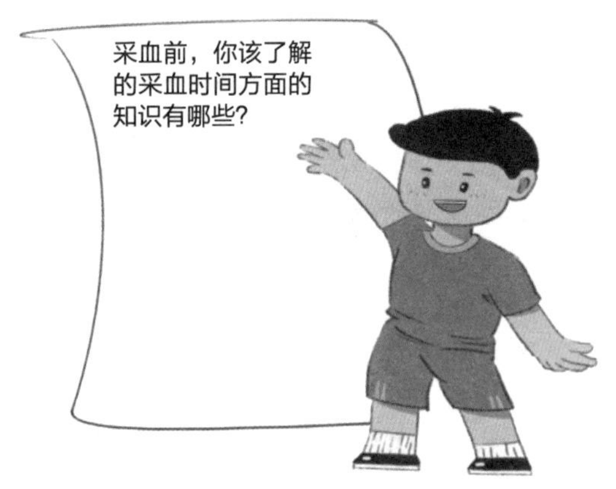


目前很多检验项目存在年龄和性别差异，昼夜节律、疾病、生理周期（如月经期、妊娠期）等对检验指标均有影响，很多项目需要空腹采血且对时间有要求，空腹要求禁食至少8小时，以12～14小时为宜，不超过16小时。宜安排上午7：00—9：00采集，过度饥饿会导致血液中某些成分分解、释放，对检验结果产生影响，如血清胆红素、三酰甘油、游离脂肪酸反而会升高，血糖、转铁蛋白因空腹时间过长而降低等。空腹期间可少量饮水，以不超过200ml为宜。有特殊要求的检验项目则根据医嘱安排时间采集。咱们今天就来看看那些对采血时间有特殊要求的血液检验项目吧！

（1）血培养：在患者发生寒战或发热初起时，以及使用抗生素之前采集最佳。

（2）口服葡萄糖耐量试验：试验前3天正常饮食，试验当天先空腹采血一次，再遵医嘱将75g无水葡萄糖溶于300ml温水中服用或进食100g馒头，在5分钟内服用或进食完，从第一口开始计时，30分钟、60分钟、90分钟、120分钟分别各采血液一次。对于时间点，由于每个患者需求不一样，应遵医嘱时间采集。

（3）皮质醇及促肾上腺皮质激素：皮质醇的生理分泌有昼夜节律性，一般常规采集时间有8点、16点、24点、次日8点。根据医嘱时间采集。

（4）药物浓度采集：一般的药物浓度采集项目有霉酚酸0小时，服药后0.5小时、1小时、2小时、4小时、6小时；他克莫司服药前0.5小时；环孢霉素谷浓度服药前0.5小时及服药后2小时等。采血操作人员一般根据医嘱时间采集，采集前核对患者服药时间。

（5）女性性激素：在女性月经周期的不同阶段，女性性激素的分泌有显著差异。采血日期应遵循医嘱，采血前与患者核对月经周期。

（6）血液疟原虫检测：最佳采集时间为寒战发作时。

（7）其他功能试验：应根据相关临床指南推荐的功能试验方案所设定的时间采血。

（8）动脉血气：门诊患者采集动脉血气前应休息0.5小时再采集，住院患者特别是患有呼吸系统疾病的患者，应根据医嘱采集。

## 五、采血的体位

静脉采血是临床最常用的基本护理操作技术，是一种创伤性操作。立位与卧位时血液相对浓度会产生相应的改变，血液中高分子量蛋白质及细胞成分等不可滤过的物质浓度会出现升高或降低，差异可达到8%～10%，甚至超过15%。门诊患者采用坐位采血，住院患者采用卧位采血，体位对于某些检验项目（如肾素、血管紧张素、醛固酮等）的检验结果有明显影响，需遵从医嘱进行采血。结果解释应考虑到两种采血体位对检验结果的影响。为了提高静脉穿刺成功率，提升患者就医体验，在采集血液前要协助患者采取有利的体位。现将常见的采血体位介绍如下。

（1）患儿采血体位：由于患儿年龄小，不懂配合，应嘱家长协助怀抱其于腿上取坐位，患儿坐在家长的一侧大腿上，嘱家长的两侧大腿夹住患儿双腿膝关节以下部位，家长将患儿不抽血侧的手臂用腋窝夹住置于身后，让患儿头部紧贴家长肩膀靠腋窝的位置，同侧手以适当的力度握住患儿穿刺侧上臂，食指固定肘关节处，使患儿肘关节处于伸直并下

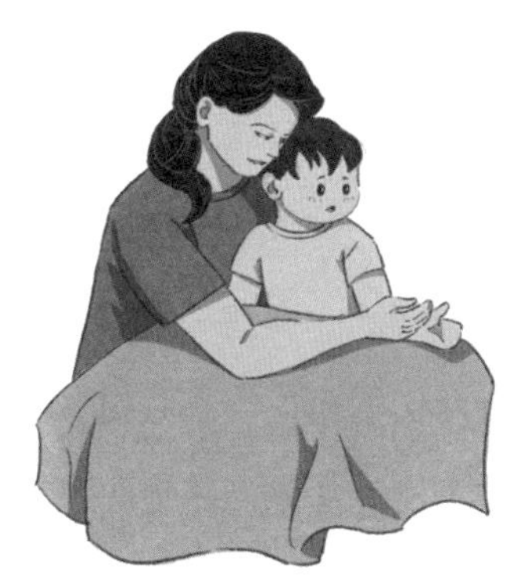

垂的位置，另一手紧握患儿穿刺侧前臂，大拇指在上，四指在下。采血时可嘱家长大拇指稍用力挤压，阻断要采血的静脉下段。

（2）成人采血体位：操作前确保患者处于安静状态，取端坐位，前臂放在采血台上，掌心向上，以便充分暴露采血上肢。采血时上肢完全伸直，上臂与前臂在一条直线上，即直肘姿势，可使肘部皮肤肌肉绷紧，紧张度提高，浅静脉充盈、轮廓清晰明显，血管易固定，不易向左右两侧滑动。紧张度高的皮肤肌肉可使进针阻力减小、速度加快，缩短了针尖在皮肤和肌肉内运行的时间。扎止血带前患者处于松拳状态，掌心向上，扎止血带后嘱患者轻轻握拳。一般门诊患者采用坐位采血，病房患者采用卧位采血。晕针晕血的患者可以采取平卧位，使患者平躺于床上，两手掌心向上平放于身体两侧，全身放松。如体位对某些检验项目（如肾素、血管紧张素、醛固酮等）的检验结果有明显影响，需遵循医嘱，按要求的体位进行采血。

## 六、采血前的衣着打扮

由于个体差异及天气、环境等因素，患者采血时穿着各有不同。一般建议在采集血液当天穿宽松衣服，避免贴身穿着紧身衣，衣服袖口应能很轻松地卷至肘部以上且与皮肤间有两指的距离。衣服过紧，袖口不容易卷至肘部以上，采血操作人员无法使用止血带捆扎定位血管，增加了穿刺难度，容易造成二次穿刺，且采血完成后由于袖口的压力过大不容易止血，很容易发生局部淤血、淤青、血肿，造成不必要的痛苦。

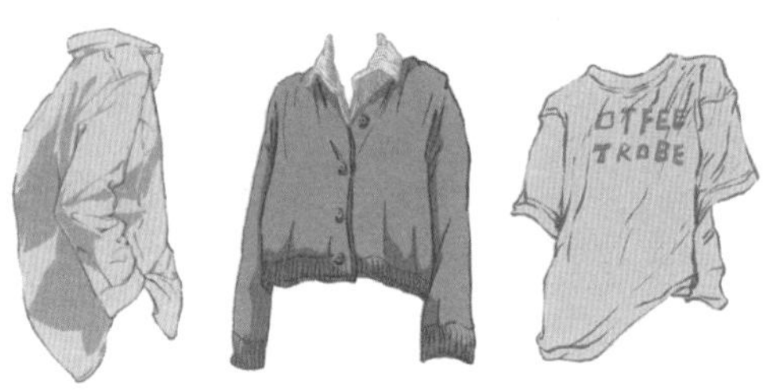

## 七、采血前的睡眠质量

部分患者由于生活工作压力、疾病、精神情况及其他原因睡眠质量不佳。例如，患有抑郁症的患者长期处于失眠状态，入睡困难、睡眠时间短及睡眠质量差等因素会使血液内炎性因子增高，血糖增高。因此采血前应嘱患者保证充足的睡眠，尽量提高睡眠质量。采血前熬夜、睡眠及作息时间紊乱，也会造成检验结果不准确，不能准确反映机体情况，给医生做出正确的诊断造成影响。睡眠质量较差会使身体处于应激状态，在穿刺时容易引起迷走神经反射增强，从而导致短暂性血管扩张发生晕厥、晕针。

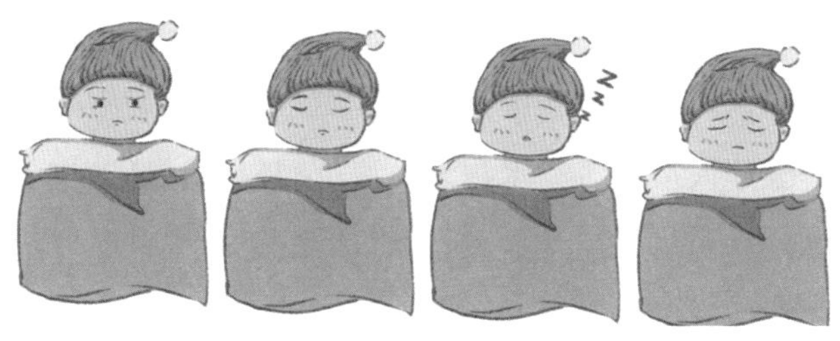

## 第三节 采血操作人员的准备

### 一、个人防护

采血操作人员应在采血前佩戴医用帽子、口罩与手套，在完成每一位患者血液标本采集后更换新的手套；如条件不允许，应至少在完成每一位患者血液标本采集后使用速干手消毒剂，按照世界卫生组织（WHO）推荐的洗手法进行消毒；如采血过程中手套破损或沾染血液应及时更换。如采血对象为患有多重耐药菌感染、呼吸道传染病、血源性传染病且有血液、体液喷溅风险的患者，应按照《WS/T 311—2023 医院隔离技术规范》及《GBZ/T 213—2008 血源性病原体职业接触防护导则》进行个人防护。

## 二、手卫生

手卫生为医务人员从事职业活动过程中洗手、卫生手消毒和外科手消毒的总称。手卫生是全球公认的预防控制医院感染最简单、有效和经济的措施之一。手卫生作为标准预防措施之一，对预防和控制医院感染发挥着重要的作用。洗手是指医务人员用流动水和洗手液（肥皂）揉搓冲洗双手，去除手部皮肤污垢、碎屑和部分微生物的过程。卫生手消毒是指医务人员用手消毒剂揉搓双手，以减少手部暂居菌的过程。外科手消毒是指外科手术前医务人员用流动水和洗手液揉搓冲洗双手、前臂至上臂下1/3，再用手消毒剂清除或者杀灭手部、前臂至上臂下1/3暂居菌和减少常居菌的过程。

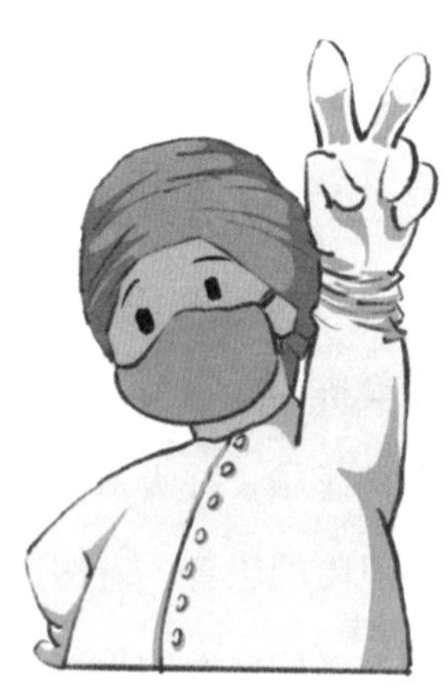

（一）医务人员洗手方法

（1）在流动水下，淋湿双手。

（2）取适量洗手液（肥皂），均匀涂抹整个手掌、手背、手指和指缝。

（3）认真揉搓双手至少15秒，注意清洗双手所有皮肤，包括指背、指尖和指缝，具体揉搓步骤如下：

①掌心相对，手指并拢，相互揉搓。

②手指交错，手心对手背，沿指缝相互揉搓，交换进行。

③掌心相对，双手指缝交叉，相互揉搓。

④弯曲手指关节在另一手掌心旋转揉搓，交换进行。两手互握，互揉指背。

⑤一手握另一手大拇指旋转揉搓，交换进行。

⑥将五个手指尖并拢放在另一手掌心旋转揉搓，交换进行。

⑦旋转揉搓手腕，交换进行。

（二）手卫生五大时刻：两前三后

（1）接触患者前。

（2）进行无菌操作前。

（3）体液暴露后。

（4）接触患者后。

（5）接触患者周围环境后。

### （三）手卫生的目的

手卫生是为了避免和降低医务人员在工作中的交叉感染风险而采取的防护手段。手卫生可以清除和抑制手部的微生物，主要是清除和抑制暂居菌和部分常居菌，切断手传播的感染途径，防止或者降低医院感染的发生。

## 三、提高患者心理需求

采血操作人员应做到亲切自然、沟通灵活，让患者及家属感到被尊重，从而营造相互理解、便于沟通的氛围，消除患者紧张不安的情绪，增加患者的信心，对于患者疑问及时热心地给予解答，减少患者的不满情绪。对于性情急躁的患者给予耐心讲解，并细致引导患者就医，对焦虑的患者加强心理疏导，力争让患者感觉温暖、亲切，使患者保持身心平静。

## 四、患者身份与准备情况确认

### （一）患者身份确认

按医疗机构相关制度核对患者的姓名、性别、年龄、住院号、诊疗卡、身份证等信息，确保患者为被采血者本人。宜使用住院号（有条件的单位使用腕带）、诊疗卡、身份证等唯一信息或至少两种非唯一信息进行确认。

### （二）患者准备情况确认

对于饮食、运动、时间、体位等有特殊要求的检验项目，采血前应根据医嘱核对并确认相关信息。

请问您是xx吗？您的年龄是xx吗？
是的，我是。
饮食、运动、时间、采血体位？

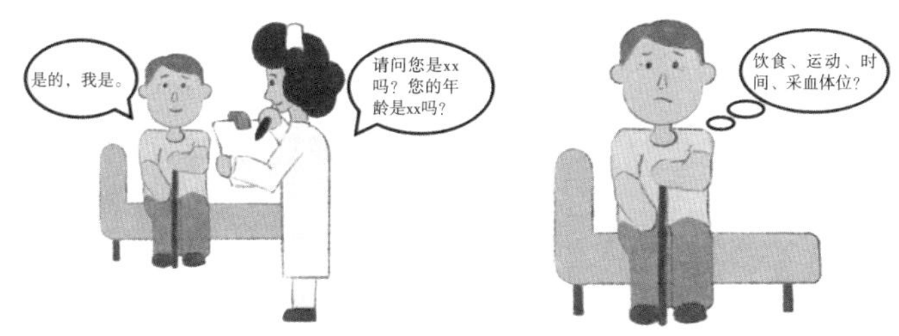

### （三）患者过敏史及其他禁忌信息确认

确认患者是否有乳胶过敏、含碘制剂过敏、酒精过敏或禁用等情况。对于乳胶过敏的患者，应使用不含乳胶材料的手套、止血带、医用胶带等物品。对含碘制剂过敏或有禁忌的患者，应使用医用酒精或其他不含碘的消毒剂进行消毒。对酒精过敏或有禁忌的患者，可使用碘伏、过氧化氢溶液（双氧水）等不含酒精的消毒剂进行消毒。

请问您有无过敏史和其他禁忌信息？

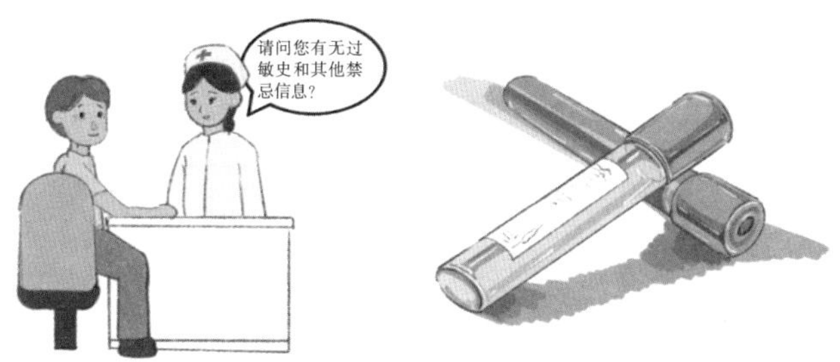

（四）采血管信息标记

根据检验项目选择采血管种类，明确采血管数量，标记患者及检验项目信息，宜使用电子条形码进行信息标记。

## 第四节　材料的准备

血液标本采集前将采血所需要的材料准备充足，可大大提高采血速度、减少患者等待时间、提高患者满意度。采集血液标本所需要准备的材料包括采血管、采血针、持针器、止血带、消毒剂、棉签、止血用品、垫巾、锐器盒、个人防护用品。下面将逐一对以上材料进行详细说明。

### 一、采血管的选择

进行血液标本采集时宜使用真空采血管，真空采血管类型及适用检测范围见表2-1，常用真空采血管类型及适用检测范围及各类真空采血管添加剂的详细信息见《WS/T 661—2020 静脉血液标本采集指南》。

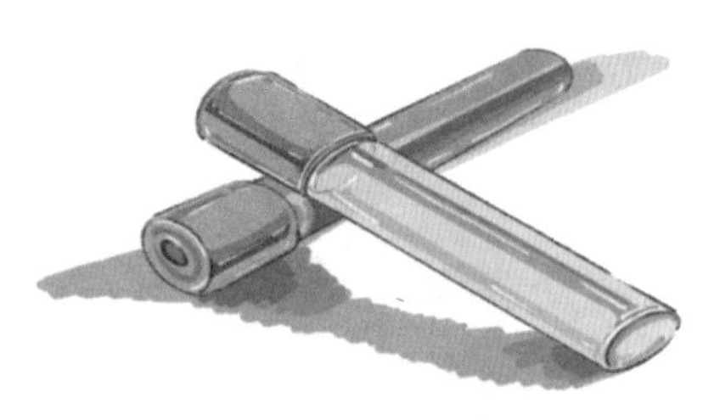

表2-1 真空采血管类型及适用检测范围

| 试管类型（管盖颜色） | 添加剂 | 作用方式 | 适用检测范围 |
| --- | --- | --- | --- |
| 促凝管（红色） | 血凝活化剂 | 促进血液凝固 | 临床生化检测、临床免疫学检测、交叉配血 |
| 血清分离管（红色） | 血凝活化剂、分离胶 | 促进血液凝固，分离胶用于分离血清 | 临床生化检测、临床免疫学检测 |
| 肝素锂抗凝管（深绿色） | 肝素锂或肝素钠 | 灭活凝血因子Ⅹa、Ⅱa | 血氨、血液流变学检测，环孢素检测 |
| 血浆分离管（浅绿色） | 肝素锂、分离胶 | 灭活凝血因子Ⅹa、Ⅱa，分离胶用于分离血浆 | 临床生化检测 |
| 肝素钠抗凝管（棕色） | 肝素钠 | 灭活凝血因子Ⅹa、Ⅱa | 临床生化检测、细胞遗传学检测 |
| EDTA-$K_2$或EDTA-$K_3$抗凝管（紫色） | EDTA-$K_2$或EDTA-$K_3$ | 螯合钙离子 | 血液学检测、交叉配血 |
| 草酸盐或EDTA或肝素/氟化物抗凝管（灰色） | 氟化物和抗凝剂 | 抑制葡萄糖酵解 | 血糖检测 |
| 凝血功能检测管（浅蓝色） | 柠檬酸钠（1：9） | 螯合钙离子 | 凝血功能、血小板功能检测 |
| 微量元素检测管（深蓝色） | EDTA、肝素锂或血凝活化剂 | 因添加物不同而异 | 微量元素检测 |

## 二、采血针的选择

采血针是将血液注入真空采血管的针具，主要包括直式采血针和蝶翼式采血针，分别简称为直针和蝶翼针。进行常规采血时宜使用直针。需做血培养进行标本采集时，宜使用蝶翼针，直针采血有可能将培养瓶中培养基反冲至静脉内，同时也难以控制采血量。此外，采血针的选择还应注意以下几点。

（1）应根据患者静脉的特点、位置及采血量来选择合适的采血针型号，一般选用22G采血针。进行凝血功能与血小板功能相关检查、采血量大于20ml时，宜使用21G及以下型号的采血针。

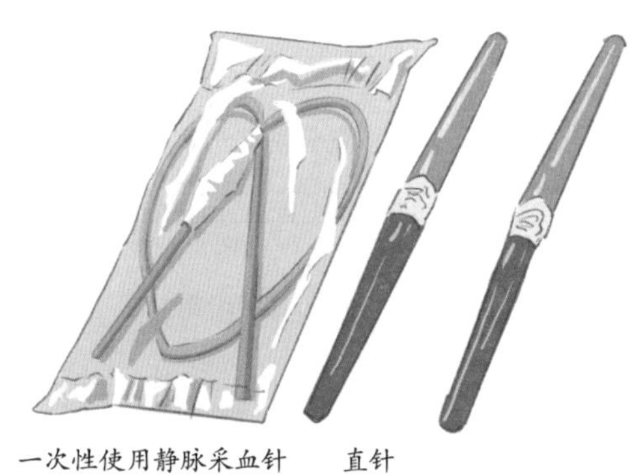

一次性使用静脉采血针　　直针

（2）宜使用能够最大限度减少职业暴露的安全性高的采血针。如使用注射器采血应配备转注装置，并制定减少职业暴露风险的相关规程。

## 三、持针器的选择

持针器是用于固定直针、供采血操作人员持握进行静脉穿刺的器具。采血时应确保穿刺真空采血管管盖侧的针在保护套内，避免穿刺真空采血管管盖时误伤采血操作人员。其同样适用于蝶翼针。

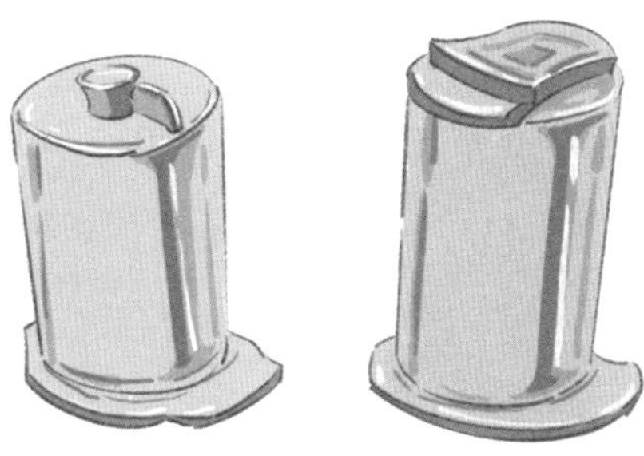

## 四、止血带的选择

条件允许的情况下宜选用卡扣式止血带，其优点为与皮肤接触面积较圆柱形止血带大，操作方便、可调节松紧度。卡扣式止血带可快速绑好，简化采血过程，节约整个采血时间。

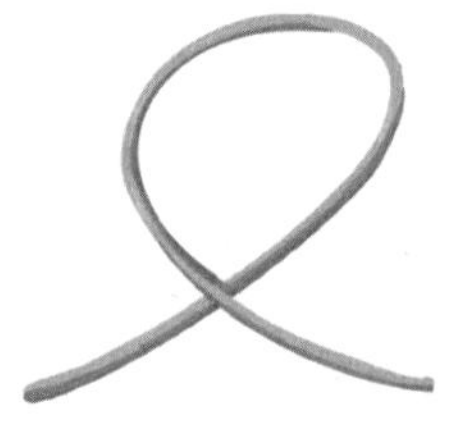

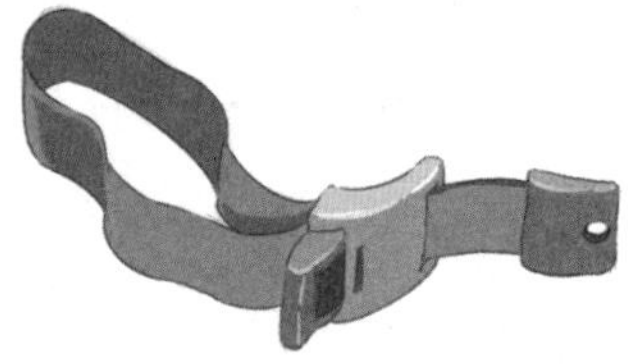

五、消毒剂的选择

消毒剂的选择遵循《WS/T 367–2012 医疗机构消毒技术规范》及《WS/T 433–2023 静脉治疗护理技术操作标准》要求。

可使用的消毒剂包括（不限于）：碘酊与异丙醇复合制剂，葡萄糖酸氯己定，聚维酮碘与乙醇复合制剂，碘、醋酸氯己定与乙醇复合制剂，医用酒精等。

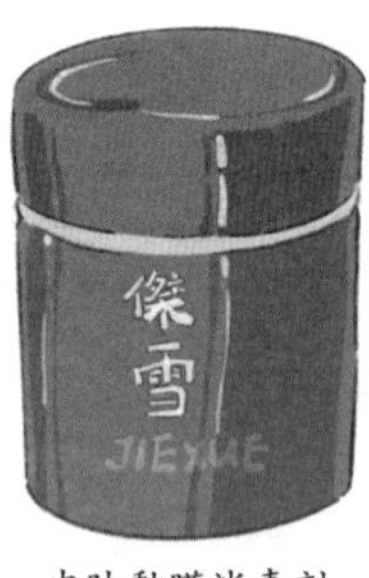


皮肤黏膜消毒剂

## 六、棉签的选择

可选用5根或20根包装的无菌棉签，或自带消毒液的消毒棉签；门诊采血时建议使用自带消毒液的消毒棉签，更适合门诊快节奏采血的需求。

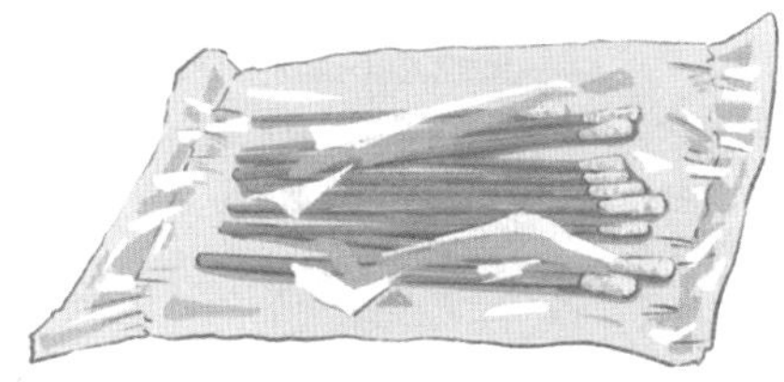

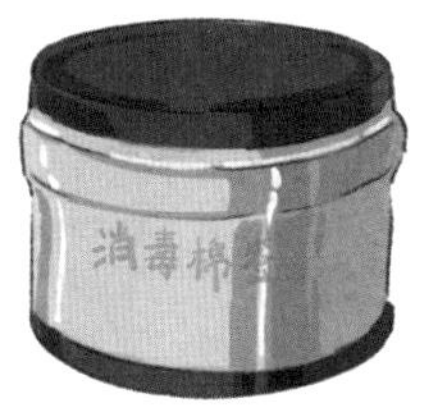


## 七、止血用品的选择

常用的止血用品有无菌棉球、纱布或棉签、低致敏性的医用胶带等。

## 八、垫巾的选择

应选用一次性治疗巾或者消毒垫巾。

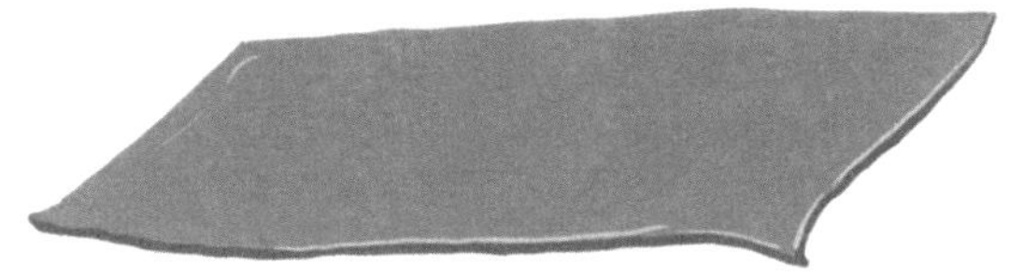

## 九、锐器盒的选择

锐器盒应选择耐穿刺、防泄漏、带盖子并只能一次性使用的容器，使用时使用容积不宜超过3/4，快到3/4时及时更换，且使用时间不宜超过48小时。

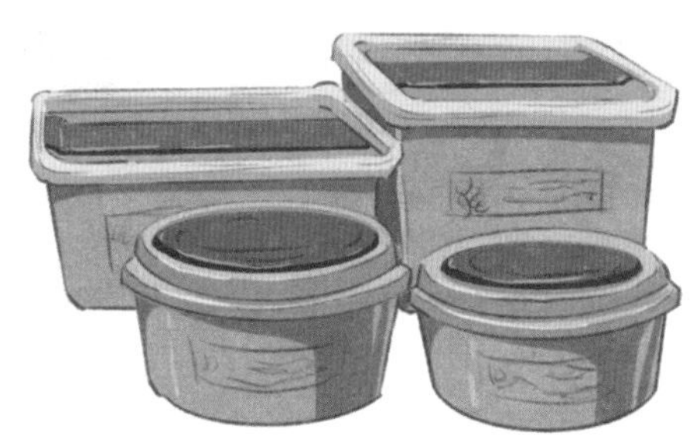

## 十、个人防护用品的选择

个人防护用品是指为了保护医疗卫生处理现场医务人员免受化学和生物危害而使用的防护装置。接触不同传播途径感染源时个人防护用品的选择见表2-2。

表2-2　接触不同传播途径感染源时个人防护用品的选择

| 传播途径 | 个人防护用品类别 | | | | | | | |
|---|---|---|---|---|---|---|---|---|
| | 帽子 | 外科口罩 | 医用防护口罩 | 护目镜或防护面屏 | 手套 | 隔离衣 | 防护服 | 鞋套或防水靴 |
| 接触传播 | + | ±[a] | − | ±[a] | + | ±[b] | − | ±[c] |
| 飞沫传播 | + | + | ± | + | + | + | ±[d] | ±[c] |
| 空气传播 | + | − | + | + | + | + | ±[d] | ±[c] |

注：“+”指需采取的防护措施。“−”指根据工作需要可采取的防护措施。

a. 预计可能出现血液、体液、分泌物、排泄物喷溅时使用。

b. 大面积接触患者或预计可能出现血液、体液、分泌物、排泄物喷溅时使用。

c. 接触霍乱、严重急性呼吸综合征（SARS）、人感染高致病性禽流感、埃博拉出血热等疾病的患者时按需使用。

d. 为疑似或确诊感染经空气传播疾病的患者开展产生气溶胶的操作时按需使用，如人感染高致病性禽流感、埃博拉出血热等。

# 第三章

# 您学会了吗？“高手”是这样练成的

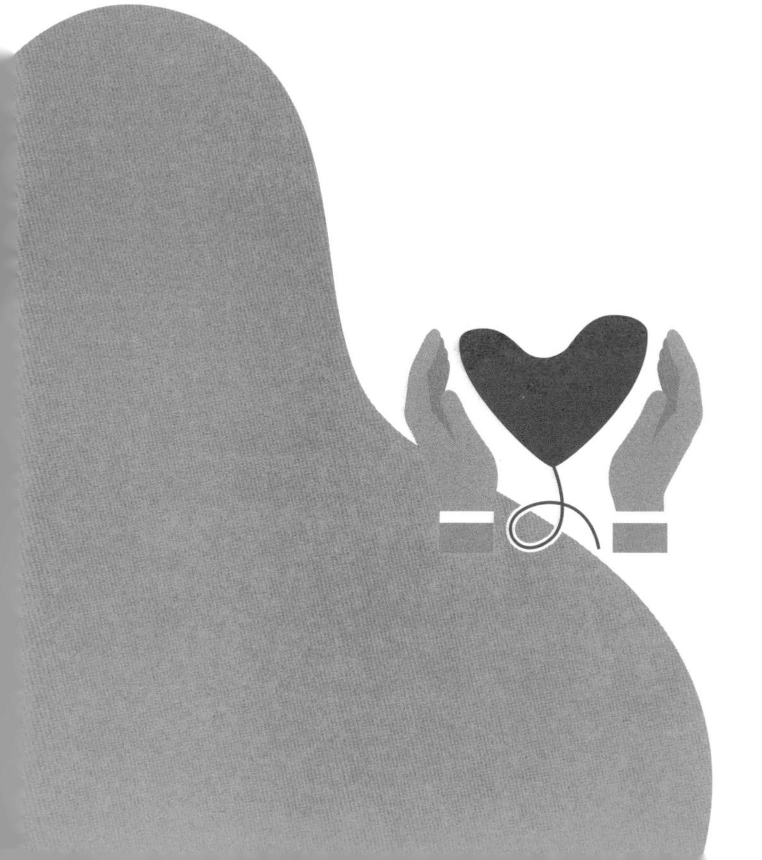

超超是科室的采血穿刺高手，患者都喜欢她采血，说她扎针不痛；遇到血管难找的患者，同事也总是找她帮忙。那么，超超到底有什么秘籍呢？

## 第一节　采血应用技术分类

采血应用技术是借助器材，将人体血管内的血液抽出，为血液检查提供标本，故也称血液标本采集技术，是临床重要的护理基本操作技术之一。采血应用技术分3种：静脉采血、动脉采血和末梢采血。选择采血部位时，应考虑穿刺的难易程度（如血管直径，是否易于暴露、固定或穿刺等）及可能导致周围组织损伤的危险程度；评估穿刺部位侧支循环情况，避免穿刺远端并发症的发生。

### 一、静脉采血

#### （一）静脉采血概述

静脉采血是指通过特定的连接装置将人体静脉血从循环系统穿刺抽出，是一种有创性医疗操作技术，有助于疾病的诊断、治疗及治疗效果的评价等，在临床上使用频繁，是最基本、最重要的护理操作技术之一。临床通过检验静脉血标本可以比照个体检测值与参考区间的差别，评估个体的健康状况；可以协助医生查明原因，为诊断提供有力的证据；在治疗过程中可以监测疾病治疗的效果；可以通过检验结果的变化调整治疗方案。

静脉采血是临床最常用的采血方式，采血部位多选择体表的浅静脉。采血操作人员可根据患者的情况选择采血部位，首选手臂肘前区静脉，优先顺序依次为肘正中静脉、头静脉、贵要静脉，宜选择粗直、弹性好的上肢浅静脉进行穿刺。当无法在肘前区的静脉进行采血时，也可选择手背的浅静脉，可选取手背静脉、手腕部和踝部静脉，必要时选择股静脉、大隐静脉及锁骨下静脉等进行采血。婴幼儿通常选择头皮静脉、颈外静脉和股静脉进行采血。全身严重水肿、大面积烧伤的特殊患者无法在肢体找到合适的穿刺静脉时，可选择颈部浅静脉、股静脉采血。

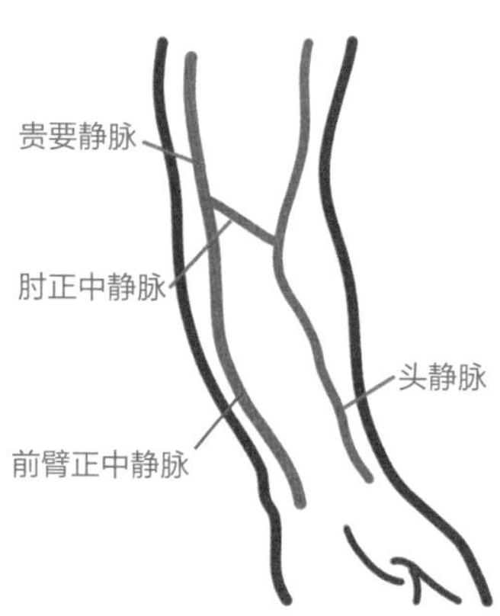

（二）采血部位选择

1.肘正中静脉

肘正中静脉系前臂肘前区的浅静脉之一，此静脉短而粗，变化甚多，一般在肘窝处连接贵要静脉和头静脉，我国人群此型占绝大多数。

（1）血管特点：肘正中静脉粗大、弹性好，穿刺时在肘窝稍下方，由头静脉分出，斜上方又与贵要静脉相连。此静脉位置表浅，管径较粗，又无神经伴行，穿刺时痛感小，易按压，不易发生皮下血肿，是较为理想的穿刺点。

（2）穿刺方法：在肘正中静脉上方6cm处捆扎止血带，止血带捆扎时间不超过1分钟，松紧度以可放入两指为宜。选择皮肤完好、无破损、弹性好，粗、直、血流丰富的肘正中静脉，嘱咐患者握拳，使血管更加充盈，以便找到穿刺点，以穿刺点为中心用打圈的方式顺时针、逆时针各消毒皮肤一次，第一次消毒范围直径大于5cm，第二次消毒范围直径大于第一次消毒范围，待干。进针前嘱咐患者握拳，以15°～30°进针角度穿刺进针，见回血后立即松开止血带并嘱咐患者松拳。

（3）注意事项：采血操作人员在选择血管时应避开有破损、炎症、结痂、瘢痕的皮肤及有造瘘口的静脉。采集完成后，嘱咐患者伸直手臂，用两根无菌棉签按压穿刺点3～5

分钟，按压时不要揉搓，以免造成皮下血肿，有凝血功能障碍的患者应适当延长按压时间，采血当天避免剧烈运动，如打球、游泳、提重物等。如果患者当天穿着紧身的衣物，在穿刺完成后应嘱其尽早放下袖口，避免引起皮下血肿、淤血。告知患者若出现淤血、血肿等，多由按压方法不当或时间不足、揉搓穿刺点等引起，出现以上情况时，24小时内可以冷敷，24小时后可以湿热敷，毛巾以不滴水为宜，可促进淤血和血肿吸收。

2.头静脉

头静脉位于肘正中静脉外侧，起于手背静脉网的桡侧，在桡关节上方转至前臂前侧，沿前臂桡侧皮下上行至肘窝处通过肘正中静脉与贵要静脉相连。

（1）血管特点：头静脉管径较粗，不易固定，而且穿刺时较为疼痛。

（2）穿刺方法：在肘正中静脉上方6cm处捆扎止血带，止血带捆扎时间不超过1分钟，松紧度以可放入两指为宜。选择皮肤完好、无破损、弹性好，血流丰富的头静脉，嘱咐患者握拳，使血管更加充盈，以便找到穿刺点，以穿刺点为中心用打圈的方式顺时针、逆时针各消毒皮肤一次，第一次消毒范围直径大于5cm，第二次消毒范围直径大于第一次消毒范围，待干。进针前嘱咐患者握拳，以15°～30°进针角度穿刺进针，见回血后立即松开止血带并嘱咐患者松拳。

（3）注意事项：采血操作人员在选择血管时应避开有破损、炎症、结痂、瘢痕的皮肤及有造瘘口的静脉。采集完成后，嘱咐患者伸直手臂，用两根无菌棉签按压穿刺点3～5分钟，按压时不要揉搓，以免造成皮下血肿，有凝血功能障碍的患者应适当延长按压时间，采血当天避免剧烈运动，如打球、游泳、提重物等。如果患者当天穿着紧身的衣物，在穿刺完成后应嘱其尽早放下袖口，避免引起皮下血肿、淤血。告知患者若出现淤血、血肿等，多由按压方法不当或时间不足、揉搓穿刺点等引起，出现以上情况时，24小时内可以冷敷，24小时后可以湿热敷，毛巾以不滴水为宜，可促进淤血和血肿吸收。

3.贵要静脉

贵要静脉位于肘正中静脉内侧，靠近肱动脉。贵要静脉起于手背静脉网的尺侧，沿前臂尺侧上行，至肘部转至前面，在肘窝处接受肘正中静脉，沿肱二头肌内侧上行至臂中点平面，穿过深筋膜注入肱静脉，或伴随肱静脉上行注入腋静脉。

（1）血管特点：贵要静脉靠近肱动脉和正中神经，只有肘正中静脉和头静脉均不适合穿刺时才考虑选贵要静脉。贵要静脉通常管径较粗，易于触摸，但是常常不易于固定，特别是老年人，容易滑动，且穿刺时疼痛感较重。

（2）穿刺方法：在肘正中静脉上方6cm处捆扎止血带，止血带捆扎时间不超过1分钟，松紧度以可放入两指为宜。选择皮肤完好、无破损、弹性好，血流丰富的贵要静脉。若是为老年患者采血，因老年人皮下脂肪少，血管容易滑动，故穿刺时应绷紧皮肤以固定血管。嘱咐患者握拳，使血管更加充盈，以便找到穿刺点，以穿刺点为中心用打圈的方式顺时针、逆时针各消毒皮肤一次，第一次消毒范围直径大于5cm，第二次消毒范围直径大于第一次消毒范围，待干。进针前嘱咐患者握拳，以15°～30°进针角度穿刺进针，见回血后立即松开止血带并嘱咐患者松拳。

（3）注意事项：采血操作人员在选择血管时应避开有破损、炎症、结痂、瘢痕的皮肤及有造瘘口的静脉。采集完成后，嘱咐患者伸直手臂，用两根无菌棉签按压穿刺点3～5分钟，按压时不要揉搓，以免造成皮下血肿，有凝血功能障碍的患者应适当延长按压时间，采血当天避免剧烈运动，如打球、游泳、提重物等。如果患者当天穿着紧身的衣物，在穿刺完成后应嘱其尽早放下袖口，避免引起皮下血肿、淤血。告知患者若出现淤血、血肿等，多由按压方法不当或时间不足、揉搓穿刺点等引起，出现以上情况时，24小时内可以冷敷，24小时后可以湿热敷，毛巾以不滴水为宜，可促进淤血和血肿吸收。

## 二、动脉采血

### （一）动脉血气分析标本采集概述

动脉血气分析是通过对人体动脉血液的pH值、氧分压（$PO_2$）和二氧化碳分压（$PCO_2$）等指标进行检测，从而对人体的呼吸功能和血液酸碱平衡状态做出评估的一种方法。它能客观地反映患者呼吸衰竭的性质和程度，对指导氧疗、调节机械通气参数、纠正酸碱失衡具有重要意义，是指导医务人员为呼吸衰竭、酸碱代谢失调等急危重症患者制订诊疗方案的重要检测项目。随着医疗科技水平的发展，动脉血气分析的检验指标已从传统的pH值、氧分压和二氧化碳分压等，扩展到电解质、血细胞比容、血糖、血红蛋白、乳酸等多个检验项目。同时，动脉血气分析具有实时、快速的优势，在临床中得到了越来越广泛的应用。

动脉血气分析标本采集操作要求较高，且标本采集及送检过程中，有很多因素可能影响检验结果的准确性，从而影响医护人员进行病情判断及诊疗。为了保证检验结果的准确性，对于有缺陷的动脉血气标本，需要重新进行标本采集再次检测，从而可能导致延误抢救时机、造成患者身心伤害、增加患者费用、浪费人力物力等后果。研究表明，规范的采集操作可有效降低标本重采率，提高动脉血气分析结果的准确性。因此，对动脉血气分析标本采集流程进行规范化、标准化十分必要。

（二）动脉血气分析检测适用人群

（1）需对氧疗、机械通气治疗等疗效进行评估的患者。

（2）需对血流动力学进行评估的患者，如严重的失血性休克、心源性休克、心肺复苏后等。

（三）采血部位选择

动脉血采集部位有桡动脉、肱动脉、股动脉及足背动脉、头皮动脉等。成人动脉采血首选桡动脉，也可选择肱动脉、足背动脉及股动脉、头皮动脉。选取桡动脉采集动脉血时，应做艾伦（Allen）试验，以判断侧支循环是否良好。Allen试验的方法和步骤：①操作者用双手同时按压患者采血侧肢体的桡动脉和尺动脉。②嘱患者反复用力握拳和张开手掌，重复5～7次直至手掌变白。③松开对尺动脉的压迫，继续压迫桡动脉，观察手掌颜色变化，若手掌颜色在10秒之内迅速变红或恢复正常，表明尺动脉和桡动脉之间的侧支循环良好，即Allen试验阴性，可以经本侧上肢桡动脉进行穿刺。一旦本侧桡动脉发生闭塞也不会出现缺血。相反，若在10秒之内手掌颜色仍然为苍白，则为Allen试验阳性，表明本侧手掌侧支循环不良，不适宜在本侧上肢桡动脉进行穿刺。

1.桡动脉

（1）血管特点和选用建议：桡动脉位于手腕部，搏动强，易于触摸，位置表浅，穿刺成功率高，不易发生血管神经损伤。桡动脉下方有韧带支撑，易于压迫固定止血，发生局部血肿概率低，因此桡动脉是首选动脉血采集部位。

（2）穿刺方法：住院患者根据具体情况，取平卧位或半卧位，门诊患者取坐位，上肢外展，手指自然放松，腕关节下垫一小软枕，掌心向上，使腕部保持过伸位置。采血操作人员确定穿刺位置，为距离腕横纹处1～2cm、手臂外侧0.5～1cm处，以桡动脉搏动最强处为穿刺点。采血操作人员行七步洗手法后戴手套，第一次以穿刺点为中心顺时针消毒，消毒范围直径不小于5cm，待干。采血操作人员消毒自己左手食指和中指第1至第2指关节。第二次以穿刺点为中心逆时针消毒，再次消毒采血操作人员左手食指和中指，待干后用消毒后的手再次确认穿刺点。左手食指和中指放置于穿刺点上方，右手以握笔姿势持针在距离穿刺点下方1～2cm处针尖斜面向上以30°～45°顺血管走向进针，见回血停止进针，待动脉血自动充盈至预留位置处。拔针，立即用棉签或无菌棉球按压穿刺点上方1～2cm处，将针尖立即垂直插入橡皮塞。告知患者按压5分钟。若患者有高血压或者凝血功能障碍，应适当延长按压时间（10～15分钟）至不流血为止。

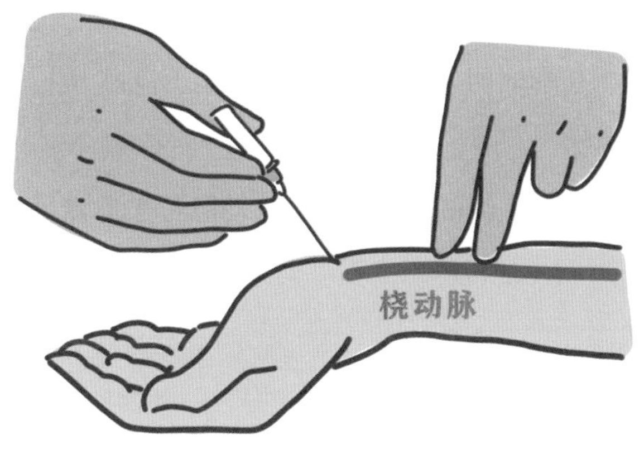


（3）注意事项：大部分正常人手部有来自尺动脉的侧支循环，但部分患者可能缺乏侧支循环，需要做Allen试验进行判断。门诊患者应休息半小时后在安静状态下采集动脉血。采血操作人员采集完成后应将针头拔除丢弃于锐器盒中，若标本有气泡，应立即排出气泡；然后垂直插入放置于台面上的螺旋盖内。上下颠倒8次，用双手掌心左右揉搓数次，保证血液与抗凝剂充分混合。采集动脉血应使用专用的动脉采血器，不能用头皮针穿刺血管，将头皮针的另一端连接专用动脉采血器，这样会造成大量空气进入，并增加血液污染的风险。如果管壁内有空气，一定要排出气泡再充分混匀标本。检验项目申请单应随标本运送，如果标本出现血液凝固、标本量不够、气泡过多、标识不清楚、动静脉混合血、误采静脉血、导管稀释血渗入、污染等，应重新采集。

嘱咐患者按压5分钟。若患者有高血压或者凝血功能障碍，应适当延长按压时间（10～15分钟）直至不流血为止。

2.肱动脉

（1）血管特点和选用建议：肱动脉位于肘窝处，较桡动脉粗，周围无伴行静脉，不易误采成静脉血。但是，肱动脉位于肌肉和结缔组织深部，搏动不明显，易与各肌腱、静脉混淆。肱动脉缺乏硬筋膜及骨骼支撑，穿刺时易滑动，不易固定，压迫止血比较困难。肱动脉周围有正中神经伴行，穿刺时可能导致神经损伤。肱动脉缺乏侧支循环，若穿刺导致动脉栓塞，可选成前臂血运障碍。因此，不推荐将肱动脉作为动脉采血的首选部位。当桡动脉因畸形、瘢痕或外固定等不能使用时，可选用肱动脉进行动脉采血。由于肱动脉缺乏侧支循环且不易触及动脉搏动，不推荐在儿童尤其是婴幼儿选取肱动脉穿刺。

（2）穿刺方法：穿刺点为肱二头肌内侧沟动脉搏动最明显处，或者选取肘横纹为横轴、肱动脉为纵轴的交叉点周围0.5cm范围，以肱动脉搏动最强处作为穿刺点。采血操作人员行七步洗手法洗手后戴手套，第一次以穿刺点为中心顺时针消毒，消毒范围直径不小于5cm，待干。采血操作人员消毒自己左手食指和中指第1至第2指关节，第二次以穿刺点为中心逆时针消毒，再次消毒自己食指和中指，待干后，采血操作人员用已消毒的手再次确认穿刺点，左手食指和中指放置于穿刺点上方，右手以握笔姿势持针在距离穿刺点下方1～2cm处针尖斜面向上以45° 顺血管走向进针，见回血停止进针，待动脉血自动充盈至预留位置处。拔针，立即用棉签或无菌棉球按压穿刺点上方1～2cm处，将针尖立即垂直插入橡皮塞。告知患者按压5分钟。若患者有高血压或者凝血功能障碍，应适当延长按压时间（10～15分钟）直至不流血为止。

（3）注意事项：由于肱动脉位于肌肉和结缔组织深部，缺乏硬筋膜及骨骼支撑，穿刺及穿刺后压迫止血相对困难，采血后形成血肿的概率大于桡动脉穿刺。门诊患者应休息0.5小时后在安静状态下采集动脉血，采集完成后将针头拔除丢弃于锐器盒。若标本有气泡，应立即排出气泡，然后垂直插入放置于台面上的螺旋盖内，上下颠倒8次，用双手掌心左右揉搓数次，保证血液与抗凝剂充分混合。采集动脉血应使用专用动脉采血器，不能用头皮针穿刺血管，将头皮针的另一端连接专用动脉采血器，这样会造成大量空气进入，并增加血液污染的风险。如果管壁内有空气，一定要排出气泡再充分混匀标本。检验项目申请单应随标本运送，如果标本出现血液凝固、标本量不够、气泡过多、标识不清楚、动静脉混合血、误采静脉血、导管稀释血渗入、污染等，应重新采集。嘱咐患者伸直手臂按压5分钟。若患者有高血压或者凝血功能障碍，应适当延长按压时间（10～15分钟）直至不流血为止。

3.股动脉

（1）血管特点和选用建议：股动脉管径粗大、搏动感强、易于穿刺。但是，股动脉缺乏腿部侧支循环，一旦损伤可影响患者下肢远端的血供。股动脉压力较大，难以按压止血，易发生假性动脉瘤，使出血、血栓形成风险增加。股动脉穿刺点位于腹股沟韧带中点下方1～2cm，或耻骨和髂前上棘连线中点，搏动最明显处。股动脉穿刺部位有阴毛，若消毒不彻底容易引起感染。股动脉周围有股静脉和股神经，穿刺时也可能会引起股神经损伤或误采静脉血。股动脉穿刺需要暴露隐私部位，采血前应与患者做好沟通，获得患者同意和理解。长期反复穿刺股动脉，可导致股动脉内壁瘢痕组织增生，影响下肢血液循环。因此，股动脉通常是动脉采血最后选择的部位，只有当桡动脉、肱动脉不可使用或穿刺失败时才会选用。新生儿禁止选择股动脉进行穿刺。

（2）穿刺方法：采血操作人员行七步洗手法洗手后戴手套，以穿刺点为中心进行第一次顺时针消毒，消毒范围直径不小于5cm，待干。采血操作人员消毒自己左手食指和中指第1至第2指关节。第二次以穿刺点为中心逆时针消毒后再次消毒自己的食指和中指，待干后，用消毒的手再次确认穿刺点。用已消毒的食指和中指置于股动脉搏动最明显处上方，两只手指稍分开，另一只手以持笔姿势持针在食指和中指中间与皮肤成90°垂直进针，见血后停止进针，待动脉血自动充盈至预设位置。

（3）注意事项：采集前采取适当措施保护患者隐私，如使用屏风或床帘遮挡。协助患者褪去内裤，于床上取平卧位，下肢略外展，保持不动。与成人相比，新生儿股动脉位置与髋关节、股静脉和股神经更为接近，穿刺易导致这些部位的损伤，属于禁忌证。在较大年龄的婴幼儿中，股动脉穿刺相对容易和安全，但仍仅作为最后选择的位置。采集完成后将针头拔除丢弃于锐器盒，若标本中有气泡，应立即排出气泡，然后垂直插入放置于台面上的螺旋盖内，上下颠倒8次，用双手掌心左右揉搓数次，保证血液与抗凝剂充分混合。采集动脉血应使用专用的动脉采血器，不能用头皮针穿刺血管，将头皮针的另一端连接专用动脉采血器，这样会造成大量空气进入，并增加血液污染的风险。如果管壁内有空气，一定要及时排出气泡再充分混匀标本。检验项目申请单应随标本运送，如果标本出现血液凝固、标本量不够、气泡过多、标识不清楚、动静脉混合血、误采静脉血、导管稀释血渗入、污染等，应重新采集。穿刺结束后应嘱咐患者按压

5分钟。若患者有高血压或者凝血功能障碍，应适当延长按压时间（10～15分钟）直至不流血为止。

4.足背动脉

（1）血管特点和选用建议：足背动脉位于足背内外踝连线中点至第一跖骨间隙中点处。搏动点最明显处为穿刺点。足背动脉位置表浅，易于触及，皮下脂肪少，周围软组织少，穿刺时患者既可取平卧位，也可取坐位，但由于足背动脉较细且周围神经末梢丰富，穿刺时容易碰到足背神经，易引起反射性足背痉挛。足背动脉一般作为桡动脉和肱动脉不能采集或采集失败时的选择。

（2）穿刺方法：采血操作人员行七步洗手法洗手后戴手套，以穿刺点为中心进行第一次顺时针消毒，消毒范围直径不小于5cm，待干，消毒自己左手食指和中指第1至第2指关节。第二次以穿刺点为中心进行逆时针消毒，采血操作人员再次消毒食指和中指，待干后，再次确认穿刺点，用已消毒的食指和中指置于足背动脉搏动点最强处上方，另一只手以持笔姿势握动脉采血器在距离食指和中指下方2cm处，针尖斜面朝上与皮肤成15°～25°顺血管方向进针，回血后停止进针，待动脉血自动充盈至预设位置。

（3）注意事项：门诊患者应休息0.5小时后在安静状态下采集动脉血标本。根据患者条件，可取平卧位或者半坐卧位，足尖向前，足背稍紧绷。采集完成后将针头拔除丢弃于锐器盒，若标本有气泡，应立即排出气泡，然后垂直插入放置于台面上的螺旋盖内，上下颠倒8次，用双手掌心左右揉搓数次，保证血液与抗凝剂充分混合。采集动脉血应使用专用动脉采血器，不能用头皮针穿刺血管，将头皮针的另一端连接专用动脉采血器，这样会造成大量空气进入，并增加血液污染的风险。如果管壁内有空气，一定要排出气泡再充分混匀标本。检验项目申请单应随标本运送，如果标本出现血液凝固、标本量不够、气泡过多、标识不清楚、动静脉混合血、误采静脉血、导管稀释血渗入、污染等，应重新采集。穿刺结束后嘱咐患者按压10～15分钟。若患者有高血压或者凝血功能障碍，应适当延长按压时间直至不流血。

5.头皮动脉

（1）血管特点和选用建议：头皮动脉比较表浅，较伴行静脉隆起，外观呈肤色或淡红色，有搏动，管壁厚，不易压瘪，血管易滑动，少数隆起不明显但能触及搏动。婴幼儿头部较肢体相对易于固定，因此头皮动脉常用于婴幼儿动脉穿刺。动脉采血选取的头皮动脉位于颞部或颞顶部区域内，主要为颞浅动脉及其分支。

（2）穿刺方法：让患儿家属协助固定患儿四肢及头

部，嘱咐患儿家长温柔地抚摸患儿，给其足够的安全感，使患儿保持平静。采血操作人员位于患儿近侧，消毒后的手指置于头皮动脉搏动点上方，另一只手以握笔姿势持动脉采血器，针尖斜面向上与皮肤成15°～25°进针。见回血停止进针，直至血液自动充盈至预设位置。后立即拔针。

（3）注意事项：嘱咐患儿家长给予患儿温柔的安抚，让患儿保持安静，让患儿取平卧位或侧卧位，一人固定患儿头部，家属固定四肢。采集完成后将针头拔除丢弃于锐器盒。若标本有气泡，应立即排出气泡，然后垂直插入放置于台面上的螺旋盖内，上下颠倒8次，用双手掌心左右揉搓数次，保证血液与抗凝剂充分混合。使用专用动脉采血器采集动脉血，禁止用头皮针穿刺血管，将头皮针的另一端连接专用动脉采血器，这样会造成大量空气进入，并增加血液污染的风险。如果管壁内有空气，一定要排出气泡再充分混匀标本。检验项目申请单应随标本运送，如果标本出现血液凝固、标本量不够、气泡过多、标识不清楚、动静脉混合血、误采静脉血、导管稀释血渗入、污染等，应重新采集。穿刺结束后嘱咐患者按压5分钟。若患者有高血压或者凝血功能障碍，应适当延长按压时间（10～15分钟）直至不流血为止。

## 三、末梢采血

随着检验医学技术的现代化、微量化、便捷化，末梢血的应用也越来越广泛。由于儿童自主配合依从性差、血管纤细，在静脉血标本采集过程中，相比成人采血成功率低、并发症发生率更高，因此末梢血采集在儿科临床工作中不可或缺。与静脉血相比，影响末梢血的因素较多，如采集过程中操作不规范，易导致检测结果变异或不准确，因此规范的末梢采血操作至关重要。

### （一）末梢采血概述

末梢采血又称皮肤穿刺采血，临床通常在手指或足跟特定部位穿刺，采集毛细血管血液（即末梢血）进行检验。末梢血即毛细血管血液，成分包括微动脉血、微静脉血及少量组织液。

### （二）末梢采血适用人群

末梢采血适用于儿科患者、特殊成人患者及其他适用于末梢血检测项目的受试者。对于6岁以上的患者可优先考虑用静脉血进行检测。特殊成人患者包括严重烧伤患者、极度肥胖患者、具有血栓形成倾向的患者、浅部静脉不易获得或非常脆弱的患者、需自行采血的患者、对静脉穿刺恐惧的患者及需行

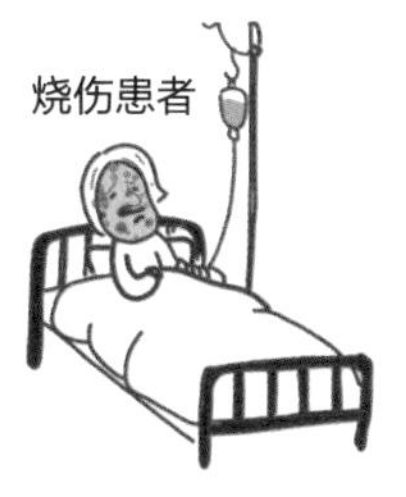

床旁检测的患者。

新生儿（0～28天）因手指皮肤表面到末端指骨的最短距离为1.2～2.2mm，手指采血容易伤及骨骼，引起感染等并发症，因此对于新生儿及6个月以内（体重3～10kg）婴幼儿，末梢采血部位推荐选择足跟内侧或外侧。28天以上的婴幼儿（体重>10kg）及儿童末梢采血部位一般选择手指，推荐选择无名指指尖的内侧。因手指指端分布有丰富的神经末梢，如在指尖中部取血，会使尺神经和正中神经的神经末梢同时受到刺激，引起的疼痛感较强。此外，每个手指的屈指肌肌腱都有滑膜囊包裹，拇指和小指的滑膜囊可直接通向掌心深部，如发生感染可能会继发整个手掌的深部感染，而中指、无名指的滑膜囊相对独立，因此较为安全。耳垂采血通常用于治疗和测血糖，多见于指尖血管塌陷或肿胀无法取血时，此外，耳垂放血也是一种治疗方法。

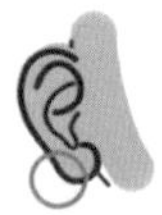
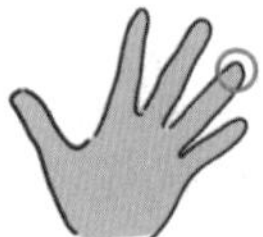
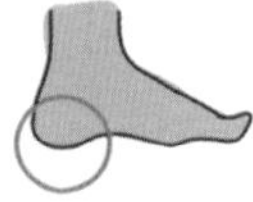

（三）采血部位选择

1.手指

手指采血常用于血糖检测，是糖尿病患者在家检测血糖的一种常用采血方法，同时也是婴幼儿血液标本采集方法之一。

（1）血管特点和选用建议：手指指尖两侧末梢神经分布较少，血管丰富，常选用无名指指尖两侧皮肤薄弱处采集血液标本。如在指尖中部取血，会使尺神经和正中神经的末梢同时受到刺激，引起的疼痛感较强，在指侧取血可减轻疼痛。此外，每个手指的屈指肌肌腱都有滑膜囊包裹，拇指和小指的滑膜囊可直接通向掌心深部，如发生感染可能继发整个手掌深部感染，而中指、无名指的滑膜囊相对独立，因此较为安全。

（2）穿刺方法：婴幼儿患者采血时应嘱咐患儿家属配合采血操作人员握住患儿腕部，但不能太紧，以免影响血液循环。采血操作人员用左手拇指与食指固定患儿的采血部位下方，用安尔碘棉签或酒精消毒采血部位（无名指或中指），待干，用无菌采血针对准患儿无名指两侧血液循环较丰富的部位进针，然后用右手中指由近心端向远心端轻轻挤压，末梢采血管集液口与穿刺点成30°～45°收集血液，血液沿采血管管壁滑入采血管底部。如果血滴卡在采集管顶部，可轻轻弹一下采血管表面，促使其流入底部。挤出的血滴要及时收集到无菌抗凝管内（血量大约10滴），立即盖好试管盖子，上下颠倒8次，保证血液与抗凝剂充分混匀后，立即随患者检验单一同送检。指尖血糖检测应用棉签拭去第一滴血后翻转患者手指，使穿刺点向下，轻轻挤压穿刺点近心端，使血流出成滴，将试纸条测试区轻触血滴至吸样窗口充满。

（3）注意事项：①患儿采集前应嘱咐患儿家属做好患儿手部卫生清洁工作并保持干燥，冬季应将患儿手捂热后再进行采血，出血量少的患儿操作时避免用力挤压，以免组织液混入。挤压出来的血滴应迅速、准确地收集到微量采血管内，及时混匀送检。②禁止穿刺新生儿的手指，新生儿皮肤表面到末端指骨的最短距离为1.2～2.2mm，指尖采血容易伤及骨骼，从而引发局部感染和坏疽等并发症。③禁止穿刺肿胀的部位：肿胀部位积聚的组织液会污染血液标本。④指尖血糖检测：血糖仪在第一次使用时，必须进行质控校准，应检查仪器是否与试纸匹配，试纸是否过期或变质。操作中不要触碰试纸的测试区，避免试纸被污染。采血时一定要保持手指是干燥状态，酒精消毒后必须等酒精完全挥发后，再用采血针穿刺，以保证检测结果的准确性。不可在同一位置反复穿刺。穿刺成功后，检测时试纸轻触患者指端血滴至吸样窗口充满，血糖仪在测试过程中不得随意移动。血样不能重复添加。检测试纸插入仪器后，务必2分钟内完成操作过程。患者如果手指温度过低，应让患者揉搓双手，轻轻按压揉搓指端，使局部组织液充盈后再进行穿刺。

2.足跟

足跟采血是新生儿筛查疾病的常用采血方法之一。美国临床和实验室标准协会（CLSI）建议1岁以内婴儿采用足跟区采血。

（1）血管特点和选用建议：足跟采血采集的是末梢血，看不到明显的血管，成败的关键取决于末梢血运。由于新生儿（0～28天）手指皮肤表面到末端指骨的最短距离为1.2～2.2 mm，采集手指血容易伤及骨骼，可能引起感染等并发症，因此对于新生儿及6个月以内不适合指尖采血的婴儿（体质量3～10 kg），推荐选择足跟内侧或外侧采血。采血前建议按摩新生儿足底，或用温水（38℃～41℃）浸泡足部5～10分钟，使末梢血管扩张。

（2）穿刺方法：将新生儿的足跟部位全部暴露出来，采血操作人员用左手大拇指和食指紧握其足跟，经过一段时间后，慢慢放松，重复两次；顺其踝部前缘向其内部画垂直线，这条线与足外侧缘的交点即穿刺点。用75%酒精消毒皮肤，消毒范围直径大于3cm。针头和新生儿的皮肤成60°进针，深度不超过2mm。在完成穿刺后，再对其足跟进行放松，用一只手对足跟进行固定，第一滴血用棉签擦拭干净，再对足跟进行挤压和放松，直到较大的血滴出现，便可以正式取血。取血过程中，应使采血卡上的滤纸直接和血滴接触，使血液自然吸收并渗透滤纸的反面，确保滤纸正反两面渗透均匀。血液标本采集完成后，使用棉签对穿刺点进行按压止血。

（3）注意事项：使用采血卡收集血液时，每个血斑直径不小于9mm，一次连续采集3个。采集过程中动作应轻柔，避免在采集过程中造成新生儿局部淤血。保证滤纸与血液的充分接触，血样的充足有利于降低检测误差。新生儿采集足跟血应在接受喂养1.0～1.5小时之后进行。采集完成后应立即对穿刺点进行局部按压止血，用无菌棉签轻轻按压穿刺点5～10分钟直至流血停止，并将新生儿足部抬高，不能使用胶布粘贴，不能揉搓采血部位，交代家属24小时避免给新生儿洗澡。

3.耳垂

耳垂采血适用于指尖血管塌陷或肿胀无法取血时，常用于测血糖。

（1）血管特点和选用建议：耳垂血管丰富，神经分布少，穿刺前应评估耳垂皮肤情况，查看有无红肿、硬结、瘢痕等情况。

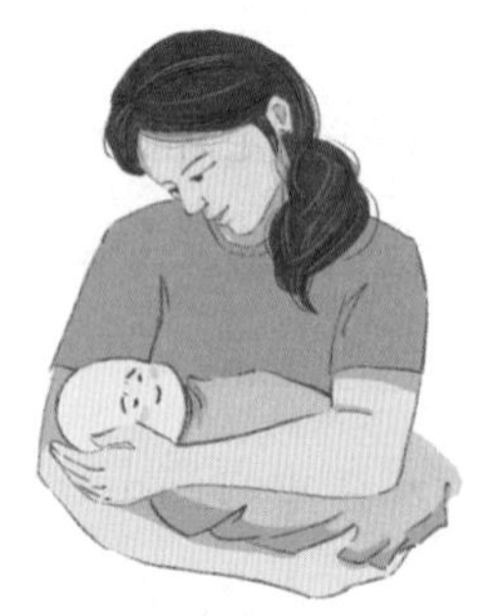

（2）穿刺方法：检查患者耳垂皮肤情况，征求患者意见，选择穿刺部

位。用75%酒精消毒耳垂外侧缘，消毒范围直径大于3cm，待干。检查血糖仪及试纸是否匹配，试纸是否在有效期内，再次消毒穿刺点待干。将血糖试纸插入血糖仪内，左手轻轻握住患者耳垂，将采血部位皮肤绷紧后，另一手持采血针在耳垂采血部位进行穿刺，刺入深度小于3mm。穿刺点在耳垂正下方，使血液自然成滴流出，用棉签拭去第一滴血，等待新流出的血滴滴入试纸吸样窗口，等待至吸样窗口充满。采集完成后，用消毒棉签压迫穿刺点1分钟直到不出血为止。

（3）注意事项：血糖仪在第一次使用时，必须进行质控校准，应检查仪器是否与试纸匹配，试纸是否过期或变质。操作中应避免触碰试纸的测试区，以免试纸被污染。一定要在耳垂干燥状态下取血，酒精消毒后必须等酒精完全挥发后，再用采血针刺入，以保证检测准确性。不可在同一位置反复穿刺。血样不能重复添加。检测时试纸轻触患者耳垂血滴至吸样窗口充满，血糖仪在测试过程中不得随意移动。检测试纸插入仪器后，务必在2分钟内完成操作过程。

## 第二节　选择合适的血管进行穿刺

（1）不宜选择手腕内侧的血管，因手腕内侧穿刺疼痛感明显且容易损伤神经和肌腱。

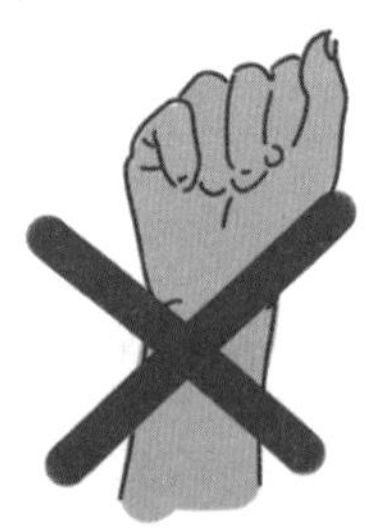

（2）不宜选用足踝处血管，因其可能会导致静脉炎、局部坏死等并发症。

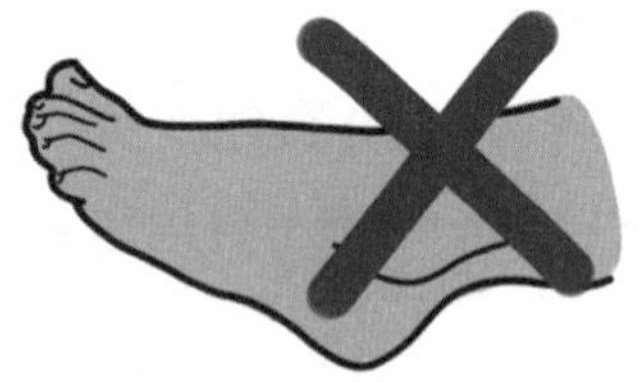

（3）不宜选择靠近神经的血管。

（4）不宜选用外伤、绑扎石膏部位附近的血管。

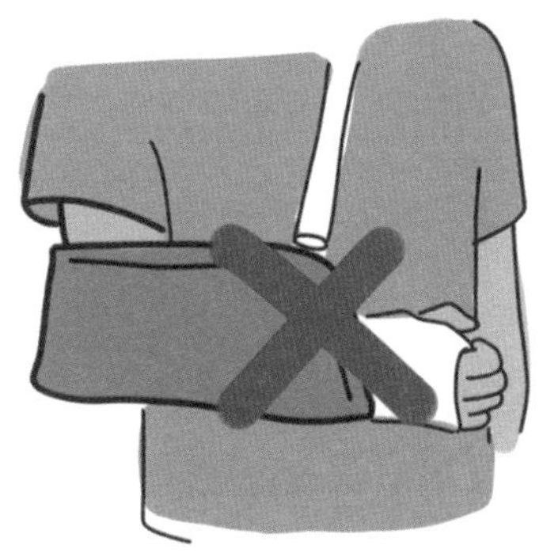

（5）不宜选择与动脉相互重叠或靠近的静脉。

（6）不宜选择乳腺癌根治术后同侧上肢的血管（3个月后无特殊并发症可恢复采血）。

（7）不宜选择肿瘤患者化疗药物注射后同侧手臂的血管。

（8）不宜选择血液透析患者动静脉造瘘侧手臂的血管。

（9）不宜选择皮损、炎症、结痂、瘢痕处的血管。

（10）不宜选择水肿、硬化、栓塞部位的血管。

## 第三节　止血带使用要求

止血带应绑扎在穿刺点上方约6cm的位置，捆扎时间不应超过1分钟，松紧度以可放入两根手指为宜。捆扎止血带后嘱患者握紧拳头，使血管充盈，以便穿刺。采血时止血带应一人一用，使用后回收消毒待下次使用。

## 一、使用方法

（1）绑扎于穿刺点上方5～10cm处，止血带末端向上。

（2）绑扎止血带的松紧度需要根据患者静脉充盈程度而定。

（3）CLSI建议静脉采血时，止血带绑扎时间不要超过1分钟。如某些情况止血带需要在一个部位绑扎使用超过1分钟，宜先松开止血带，等待2分钟后重新绑扎。如需绑扎止血带的部位皮肤有破损，宜选择其他采血部位。

## 二、注意事项

（1）止血带的作用是使静脉血管局部充盈，以利于穿刺。

（2）血液进入第一支采血管后，应立即松开止血带，以避免血液中分析物的浓度和凝血因子受到影响。

（3）使用止血带时，会发生局部缺血（缺氧），导致血液中一些成分的浓度改变，如尿素氮（BUN）在止血带绑扎80秒时，浓度开始下降，120～200秒时可下降4%，到240秒时又恢复正常。在止血带绑扎3分钟后，血液中的白蛋白

（ALB）、钙离子（$Ca^{2+}$）、碱性磷酸酶（ALP）、天门冬氨酸转氨酶（AST）、铁离子（$Fe^{2+}$）、总胆固醇（CHO）等浓度可分别升高5%～10%，而此时血糖的无氧酵解增加，乳酸增高，pH值下降，随之$Ca^{2+}$、镁离子（$Mg^{2+}$）与其结合蛋白分离释放，游离的药物浓度也会升高。因此建议在穿刺针进入血管后，立即松开止血带（<1分钟），以免造成血管内溶血或血液成分改变，影响检测结果。特别在采集测定乳酸浓度血标本时，不可使用止血带，首选采集动脉血检测，或者静脉穿刺成功后松开止血带，待血液流动至少2分钟后采集。

（4）若提前绑扎止血带以寻找静脉，采血前2分钟必须松开止血带，使血流恢复正常，采血时再重新绑扎。

## 第四节　皮肤消毒方法及注意事项

穿刺部位皮肤清洁、干燥、无汗渍和无感染，是有效消毒的必备条件。如患者穿刺部位皮肤卫生条件差，应清洗后再消毒或重新消毒，直到符合可操作条件。

## 一、常规皮肤消毒方法

皮肤消毒时以穿刺点为中心，以打圈的方式由内向外进行环形螺旋式擦拭消毒，消毒面积直径在5cm以上。先顺时针消毒穿刺部位一次，待干，再逆时针消毒一次，两次消毒的间隔时间不少于30秒。

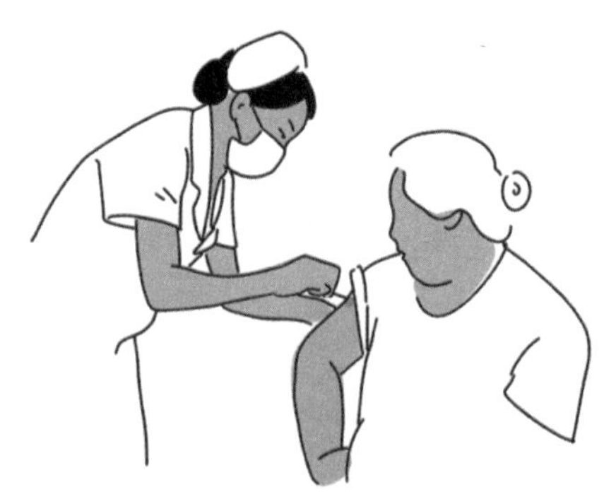

## 二、注意事项

（1）消毒剂干燥30秒后再行穿刺，既能减轻穿刺时患者的灼热感，又能防止血液标本发生溶血。

（2）禁止人为吹干、扇干消毒区，禁止再次触摸消毒后的皮肤。如需触摸已消毒穿刺部位，必须对穿刺部位皮肤进行再次有效消毒。

（3）避免使用无菌干棉签擦拭消毒区域，以免降低消毒效果。

（4）患儿股静脉穿刺时，尤其是新生儿，由于腹股沟处卫生条件差，单纯用酒精消毒法很难达到无菌要求，容易造成标本污染或继发感染，应按照碘酒、酒精双重常规消毒法消毒。

（5）采集标本用于血液酒精含量检测的项目时，如酒驾测试，必须使用非酒精消毒剂消毒穿刺部位皮肤，具体参考CLSI发布的《T/DM6A-临床实验室血液酒精检测中的建议》。

## 第五节 真空采血管类型及使用顺序

### 一、真空采血管类型及适用检测范围

准确掌握真空采血管的类型及适用检测范围对提高和保证血液标本实验室检验准确性至关重要。临床常用的真空采血管及其适用检测范围如下：

（1）黄管（含有分离胶，一般用于血清生化检测）。

（2）红管（含有促凝剂，用于临床生化、免疫学检测）。

（3）深绿管（含有抗凝剂肝素锂或肝素钠，用于血液流变学检测、环孢素浓度检测等）。

（4）紫管（含有抗凝剂EDTA-$K_2$，用于血常规检测）。

（5）浅蓝管（含有抗凝剂柠檬酸钠，用于凝血功能、血小板功能检测）。

（6）黑管（含有抗凝剂柠檬酸钠，用于红细胞沉降率检测）。

（7）灰管（含有氟化物/肝素抗凝剂，用于妊娠期筛查和血型鉴定）。

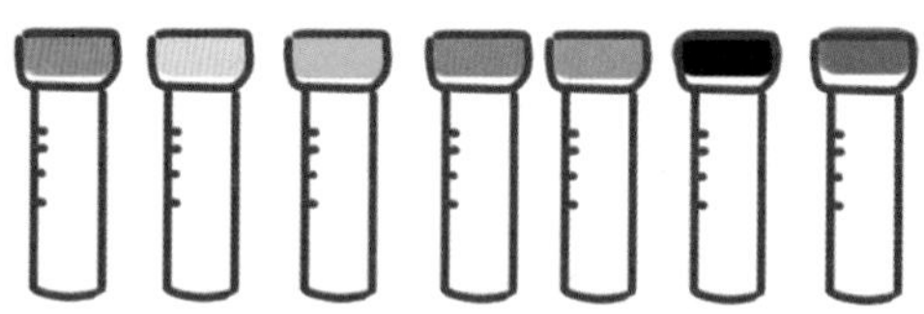

## 二、不同真空采血管的采集顺序

严格按照血管循序采血，防止检验结果不准确。世界卫生组织（WHO）推荐的采血顺序：血培养瓶—无添加剂的采血管—凝血功能检测管（蓝）—促凝管（红）—血清分离管（黄）—肝素锂/肝素钠管（深绿）—血常规管（紫）—血糖管（灰）。在条件允许的情况下，尽量使用配套真空采血管，以符合检验仪器的要求，保障检验结果的准确。抗凝管的血液标本采集完成后应将采血管上下轻轻颠倒8～10次，以使抗凝剂与血液充分混匀，保持全血状态。

## 三、血培养标本采集注意事项

### （一）血培养标本最佳采血时机

尽可能在寒战开始时，或发热高峰前30～60分钟采集，此时血中病原菌浓度最高。尽可能在使用抗菌药物治疗前采集；如患者已经使用抗菌药物治疗，建议在下次用药前采集血培养标本。

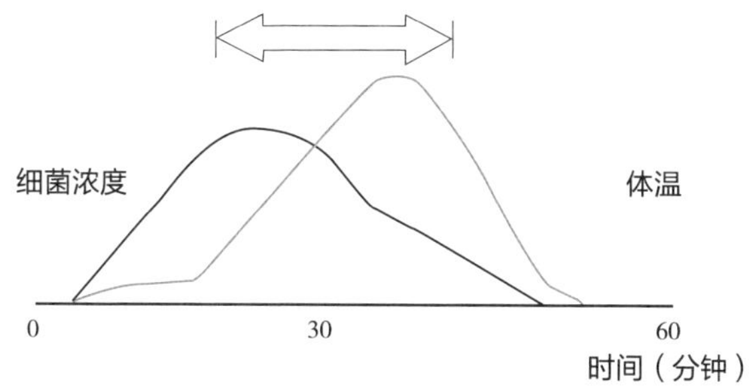


### （二）血培养标本采集方法

①血培养瓶分为需氧瓶、厌氧瓶及儿童瓶。采集血培养标本时应使用蝶形针，以便于观察采血量是否能够满足检验项目的要求。②对于已经使用抗生素治疗的患者，应使用含树脂或活性炭的培养瓶以提高检出率。③采集血培养标本时，由于碘对橡胶管有腐蚀性，故不能使用安尔碘消毒，宜采用70%异丙醇或75%酒精消毒，自然干燥60秒。采集时需注意血液应先注入需氧瓶，再注入厌氧瓶。

（三）特殊类型血培养标本的采集

（1）导管相关血液感染（表3-1）。

**表3-1　导管相关血液感染的血培养标本采集**

| 导管相关血液感染 | 送检方式 | 诊断依据 |
|---|---|---|
| 保留导管 | 同时（建议在1分钟内）从留置管和外周静脉各采集一套血培养标本，分别标注为导管血和外周血 | 导管血报阳时间比外周血提前2小时以上 |
| 拔除导管 | 无菌操作剪取留置管导管尖端5cm送检培养，同时送检外周血培养标本1套 | 导管尖端和外周血培养出同种病原菌，且导管尖端菌落计数（CFU）大于15 |

（2）感染性心内膜炎（表3-2）。

**表3-2　感染性心内膜炎的血培养标本采集**

<table>
<tr><th>感染性心内膜炎</th><th>送检方式</th><th>再次送检要求</th></tr>
<tr><td>急性心内膜炎</td><td>经验用药30分钟内，在3个不同部位采集3套血培养标本</td><td rowspan="3">如果24小时内3套血培养标本均为阴性，则再采集2套血培养标本</td></tr>
<tr><td>亚急性心内膜炎</td><td>间隔30～60分钟，采集3套血培养标本，有助于持续性菌血症的诊断</td></tr>
<tr><td>左心心内膜炎</td><td>采集动脉血可提高阳性率</td></tr>
</table>

（3）儿童血培养。

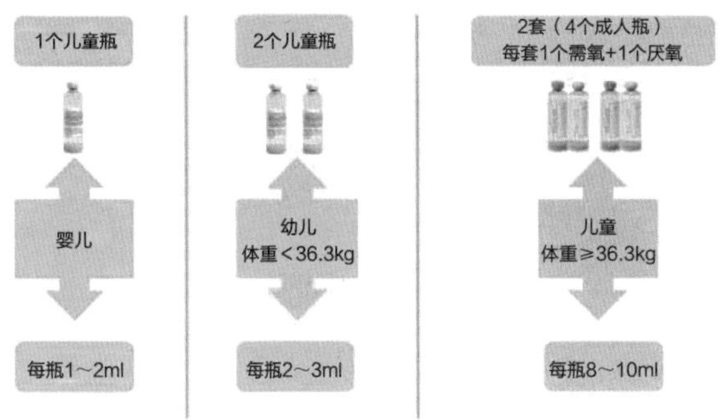


## 四、抗凝血液标本的采集注意事项

（1）需要抗凝的血液标本，抽血后应立即将血液注入含抗凝剂的真空采血管，采血完成后立即将真空采血管颠倒8～10次，使血液与抗凝剂彻底混合，避免血液凝固。

（2）真空采血管以颠倒8～10次为标准操作动作，应迅速而轻柔。用力振荡、产生气泡都会不可避免地导致溶血。

（3）如果管中抗凝剂为液体，应当使黏附在管壁、管盖上的抗凝剂能够全部与血液混合。

（4）对于出凝血功能检测、血常规检测、白细胞表面抗原分类检测等项目，血液标本出现凝固（即使少量细胞凝集）即为不合格标本，需要重新采集。

## 第六节　血流不畅的原因及处理方法

### 一、血流不畅的原因

血液质量不但能反映机体的健康状态，还会直接影响患者疾病的诊断、治疗。采血操作人员的工作不单单是一项简单的技术操作，其在工作过程中需具备严格的质量意识，应时刻将血液质量安全放在第一位，在保障采血操作人员和患者安全的前提下使血液标本质量得到保证，降低采血过程中不良事件的发生率，使患者的检验结果的准确性得到保证。

血液标本的采集是实验室检测的关键环节，采血过程中，患者血流不畅或血液流速过慢、呈滴状或中断，都会给检验结果带来很大的影响。我们分析了造成血流不畅的主要原因，与患者年龄、病情、心理因素、血管条件、贫血、血液黏稠度高、低血压，采血操作人员技术不熟练、采集量过多、止血带绑扎过紧、针头后端紧贴血管壁、针头前端滑出血管外等有关。

#### （一）老年患者和慢性病患者

随着年龄的增长，机体各项生理功能都有不同程度的衰退，如老年患者血管会出现退行性改变，变得弹性差、滑而脆；慢性病患者多消瘦，血管壁厚而硬，不易固定。部分老年患者由于年龄和疾病的原因，不能很好地配合采血操作人员的采血操作，也给静脉采血带来一定的难度。故老年患者和病程长的慢性病患者，静脉穿刺难度较大。

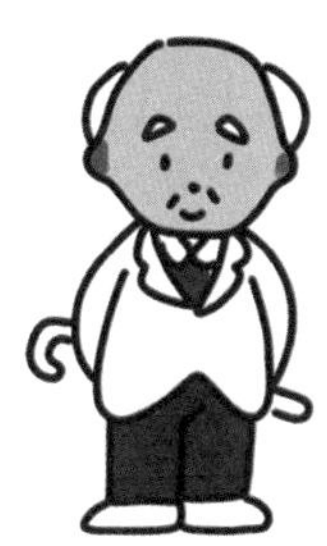

（二）肿瘤患者

肿瘤患者，特别是接受化疗的肿瘤患者，由于化疗药物对血管的刺激及长期反复接受静脉穿刺，其原本弹性好、粗大的静脉管壁变硬，管腔变细、变窄，易滑动，严重者出现血管闭塞，给静脉采血带来一定难度。患者接受化疗次数越多，静脉穿刺的难度越大。

（三）儿童

儿童四肢静脉血管细、血液分布少、充盈度较差，加之儿童可因恐惧“白大褂”而不合作等，致使儿童采血难度大。因此，儿童采血需要其家长的配合，对采血操作人员技术要求高。

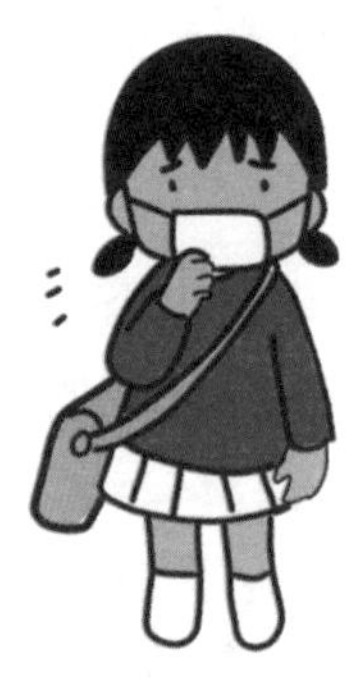

（四）肥胖和水肿患者

由于饮食结构不合理和不良生活方式，目前我国肥胖人群呈逐年增多的趋势。肥胖患者皮下脂肪较厚，静脉较深且不明显，即使能摸到，也较难穿刺成功。水肿患者皮下组织液积聚、皮肤肿胀，致使血管位置较深，从皮肤表面不易触及。以上两种情况都加大了静脉采血的难度。

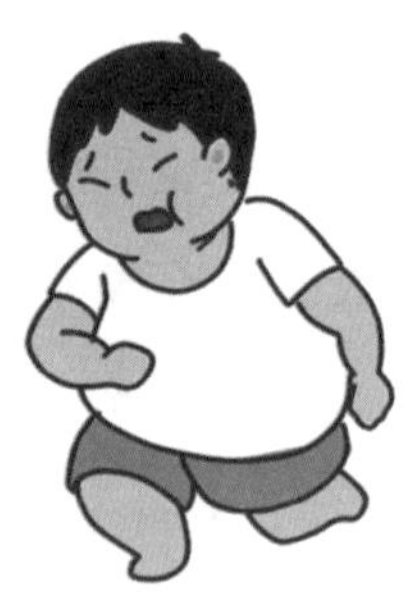

## 二、血流不畅的处理方法

### （一）采集前

采血工作的顺利进行及采集血液的质量与采血操作人员的服务能力有十分密切的关系。对患者进行血液采集前，采血操作人员需告知其可能出现局部淤血、静脉炎、血流不畅、标本溶血、晕针等情况，耐心与其进行沟通，告知相应应对措施及注意事项，取得患者信任，使其做好应对各种状况的心理准备。交流过程中采血操作人员要做到热情周到、和蔼可亲、耐心细致，分散患者注意力，使其紧张情绪得到缓解。首次进行采血的患者可能对于采血知识了解不够，对采血缺乏安全感，情绪尤为紧张，有采血经验的患者如有静脉穿刺失败的经历，则可能有恐慌情绪，以上情况均可引起血管收缩而致血流不畅。

1.患者准备工作

建议患者在进行静脉采血前，应在24小时内避免剧烈运动、饮酒、抽烟，不宜改变饮食习惯和睡眠习惯。静脉血标本采集最好在起床后1小时内进行。采血时间以上午7点到9点为宜。有条件的话可以静坐15分钟后进行采血。患者采血当天应着袖口宽松的衣服，若穿袖口过紧或不易穿脱的衣服，采血后很容易压迫血管，使血液回流受阻，或血液从血管穿刺点溢出，可形成淤血或血肿。

2.采血操作人员准备工作

在进行采血前需检查持针器是否安装正确，采血管是否存在裂缝，安全盖是否松动。在采血前应充分评估患者血管，尽量选择粗、直、弹性好的血管。血管过细，血流速度相对缓慢，因血流缓慢导致采血时间过长和穿刺疼痛，患者主动要求终止采血的情况较多。避开静脉窦进行静脉穿刺。秋冬气温比春夏低，尤其冬季采血环境温度较低，血管产生生理性收缩，使穿刺困难或血流不畅，易导致采血量不足。为避免患者在寒冷环境下采血，采血场所应配置空调等调节温湿度的设施，采血操作人员应做到提前将室内温湿度调整至舒适范围，温度保持在22℃～24℃，相对湿度保持在50%～80%，尽可能地为患者提供舒适的采血环境，有助于减少采血量不足的发生。

（二）采集过程中

对于因采血管内负压不足导致血流不畅者应重新更换采血管。对于因针头位置不当导致的血流不畅，调整针头位置即可。采血过程中按需调整止血带的位置或压力，因为采血过程中止血带压力并非始终一致，止血带过紧可造成深部血流受阻，止血带过松可造成表浅静脉充盈，这可侧面反映采血操作人员在血管选择、静脉穿刺技术及处理血流不畅情况等方面的能力不足。对此采血操作人员应做到：熟悉肘部静脉的解剖学结构，选择相对粗直、弹性好、易固定的静脉，一般肘正中静脉为首选；采血穿刺时保持针尖斜面向上，与皮肤成30° 进针为宜，以防进针过浅使针头斜面未完全进入血管腔内，或进针过深使针头刺穿静脉而导致的血流缓慢、纤维蛋白析出，血液出现凝块或血小板在针头处聚集，使针头堵塞发生血流不畅。

（三）当血样无法采集时的处理方法

（1）改变进针位置。如果采血针刺入静脉过深，可略微抽出；如果进针过浅，可将采血针向静脉中略推入；可稍微改变角度，不得在刺入后重新定位探查静脉。

（2）更换另外一支采血管，以保证选择的不是失效（如负压不足）的采血管。

（3）除非确定了静脉的准确位置，否则上述建议之外的操作均认为是探查。不建议使用探查。探查比较容易引起疼痛，同时可导致血管穿孔，造成血肿、神经压迫或直接损伤神经。

（4）静脉穿刺尝试不建议超过两次。如果可能，要求其他人尝试采血，或通报医生。

采血操作人员应熟练掌握正确的静脉穿刺技术，勤加练习，在工作中不断积累经验，不断总结，争取一针见血，减轻患者痛苦。

## 三、婴幼儿血流不畅的处理

### （一）原因

婴幼儿因其年龄小，天生好动，配合度不高，易哭闹，固定较困难；新生儿皮下脂肪厚，加上尚未发育成熟，四肢静脉血管细，血液分布少、充盈度较差，不易扪及血管，加之部分婴幼儿因恐惧“白大褂”而不合作等，给静脉采血带来了极大挑战。婴幼儿采血对家长的配合程度、采血操作人员的技术要求高，所以给婴幼儿采集血液的采血操作人员必须经过良好、专业的技术培训，具备规范、娴熟的采血技术，以在减轻新生儿疼痛的同时快速完成血液标本采集。

### （二）处理措施

1.有效沟通

（1）采血前向患儿家属着重强调采血时固定婴幼儿的重要性及配合的要点，并示范固定方法，让家属快速掌握固定技巧，得到有效配合。

（2）做好家属的心理工作，与家属沟通时要有耐心，详细讲解患儿血管的特点及穿刺的注意事项，注意说话时的语气、语调，以取得家属的理解及配合。

（3）婴幼儿对家属有依恋，在采血时，尽量让患儿由家属陪伴；可以专设婴幼儿采血窗口及采血床，周围墙壁粘贴花鸟、动画等图案，或用玩具、小卡片等来逗乐患儿，减少患儿不适感，分散注意力。

2.体位固定

体位固定对于接受血液采集的患儿的安全十分重要，也关系到能否一次性穿刺成功。

（1）新生儿肢体短小，而采血窗口是按一般成人身高来设置的，若家属取坐位抱着患儿采血，高度可能达不到操作台面，家属比较费力；患儿手臂较短，伸入采血窗口里有难度，使患儿与采血操作人员的距离较远，增加操作难度。因此，可让患儿平躺于操作台上，手臂伸入采血窗口，缩短患儿与采血操作人员的距离。采血操作人员不必过度前倾身体，可保持重心稳定，节省体力，从而提高采血穿刺成功率。

（2）在操作的同时，家属与患儿面对面逗乐患儿，转移患儿注意力。一方面可以减少患儿乱动，另一方面也减轻患儿疼痛，以便采血操作人员更好地操作。

（3）家属固定患儿时，大拇指往下按住患儿肘部静脉的下段，既可以阻断穿刺侧末端静脉回流，使局部静脉血量增加，血管充盈，易于触摸，又可以帮助采血操作人员绷紧采血部位的皮肤，缩短针尖在皮肤和皮下组织的穿刺距离，减轻穿刺疼痛感。在家属的帮助下，采血操作人员就可以腾出双手，先用左手指腹寻找血管走向，常规消毒皮肤后，右手持针穿刺。

（4）若患儿较躁动、不易安抚，家属固定配合不好，采血操作人员既需要负责固定体位，又要寻找血管，一旦患儿扭动身体，血管方向就会随之发生改变，针头容易穿破血管或滑出血管外，增加再次穿刺的风险。因此，采血操作人员应找其他采血操作人员协助家属一起固定患儿。如有必要，可采取以下措施协助采血操作人员：①家属有节奏地握紧患儿的手腕，确保能有充足的血液；②给患儿保暖，用衣服或毯子包住患儿，尽量只露出穿刺部位，温暖的环境会让患儿血管扩张，从而增加血流量；③用透照器或袖珍手电筒照射手背静脉和肘部静脉。

## 第七节　如何预防标本溶血

### 一、标本溶血的概念

标本溶血是指因各种原因造成血细胞细胞膜破裂，细胞内容物溢出的现象。在血液标本采集过程中，溶血是临床实验室检测中最常见的一种干扰和影响因素，红细胞、血小板和白细胞等血细胞被破坏后释放出的某些成分会直接影响检验结果。标本溶血以红细胞破坏最为常见。标本溶血是临床检验面临的一项重要问题，同时也是血液标本被拒收的重要原因。

## 二、引起标本溶血的原因

### （一）穿刺部位及血管条件的影响

标本溶血与患者的不同情况、采血量的要求、采用的穿刺部位、红细胞发生碰撞破裂的机会有关。所以静脉采血应尽量选用粗直且充盈良好的静脉，避免在较细、弯曲的静脉采血。当血液进入小的静脉管腔时，血流速度减慢，导致进入负压采血管的血流减缓而易发生溶血。此外，组织损伤后，组织液混入血液中易导致血液凝固，要尽量避免在同一部位多次反复穿刺，对急诊外伤患者尤其要注意，避免在瘢痕、血肿、伤口、结痂处穿刺采血。患者血管条件的好坏也是影响穿刺的重要因素，对于血管弹性较差且细的患者，在对其采血前需采用热敷、按摩等方式，不可对静脉进行用力挤压与拍打，尤其是老年人有效循环血量减少且血管弹性差，静脉塌陷、管腔变小、充盈不良等使得血液流入负压管内缓慢，收集血液时间过长。有研究比较前臂静脉和肘部静脉穿刺采血对溶血率的影响，发现肘部静脉采血明显优于前臂静脉采血。前臂静脉平滑肌和弹性纤维少，静脉管壁薄，易滑动。如果采血针在血管内反复多次进出，极易造成血管和红细胞受损，引起血肿或标本溶血。患者在紧张、焦虑、恐惧的情绪下，血管会出现反射性收缩、痉挛，使管腔变细、管壁变硬，不利于采血针顺利刺入血管，也容易造成溶血。婴幼儿由于静脉血管细、血流慢，穿刺较困难，溶血发生率较高。对于Ⅱ级（血管较硬、静脉不充盈、难以摸到的静脉和易滑动的小静脉）或者Ⅱ级以上的静脉进行穿刺时，溶血概率大大增加，对这样的血管进行穿刺时最易发生穿刺失败。采用二步进针法可以提高采血的成功率，即穿刺针先刺入皮下，连接真空采血管后逐步刺入血管。本法可以有效地提高浅静脉穿刺采血的成功率，缩短采血时间，同时也减少了标本溶血率。

（二）采血器具的影响

真空采血管是影响标本质量的重要因素，真空采血管质量不达标容易造成溶血。例如，抗凝剂的剂量不够、真空采血管密封性不好或者负压过小和过大，均有可能导致溶血。当真空采血管内负压过小时，血液流出的速度减慢并混有气泡，会引起溶血；当抗凝剂的剂量不足时，由于渗透压的变化也会引起溶血；如接头不严漏气，空气进入产生泡沫也易导致溶血。因此，在标本采集前应认真检查真空采血管的质量，检查管盖有无松动或裂缝，采血系统各组件是否相互连接，避免空气混入。采用注射器采集血液标本时，由于特殊的刚性结构可以为血液提供一个稳定的流出途径，血细胞不易受到外界气压的影响。

（三）采血速度的影响

采血穿刺成功后，静脉血管和真空采血管分别连接双头针两端的针头。传统方法是将连接针头垂直插入真空采血管，静脉血快速落入真空采血管底部容易导致红细胞相互撞击而破裂，造成机械性溶血。用双头针连接真空管采血时将连接针头成45° 插入采血管，使针尖斜面紧贴采血管内壁，静脉血沿采血管内壁缓缓流入底部，可以降低血液到达采血管底部时的速度，对血细胞的破坏作用小，因此标本溶血明显减少。采血过程中应嘱患者勿用力握拳以减轻静脉压力，从而降低血液进入真空管的流速。

（四）采血量的影响

研究表明，溶血跟采血量多少之间存在一定的关联。采血量不足或管内仍有负压存在，会导致细胞膨胀破裂而发生标本溶血。当采血管中血量太少时，反复离心会使红细胞被破坏，细胞内的成分流出，同样会引起类似溶血的不良影响。研究认为，当采血量≥6ml时，由于采血时间过长，标本长时间处于负压状态，会造成红细胞裂解，导致标本溶血。真空采血管通过负压控制采血量，有时不准确。采血操作人员操作时可捏住采血针管，人为控制采血量，使采血量更准确。

（五）真空采血管使用顺序及消毒剂的影响

当患者要检验的项目较多时需使用多种真空采血管，此时应注意采血管使用顺序。一般来说，血液采集后为了防止凝血，需要轻轻颠倒采血管8～10次，切忌长时间上下颠倒或者使劲甩动。实验室检验对多管真空管采血的先后顺序有严格要求，通常按照血培养—凝血功能—血常规—血沉—生化的顺序依次采血，急诊采血时采血管使用的先后顺序一般是凝血功能—血常规—生化。特殊情况下，可参照各医院实验室要求进行。静脉穿刺处消毒后如果未干即开始采血，血液容易因接触消毒剂而溶解或凝固，所以采血时必须待消毒剂自然干燥后再进行穿刺，以减少溶血的发生。急诊采血时尤其要有条理，做到忙而不乱，采血操作人员互相密切配合，合理分工，避免此类因素的影响。

（六）止血带应用时间及松紧度的影响

采血时止血带的绑扎时间不能太长，时间太长会使局部血液变稠从而触发凝血，打破血细胞和体液之间的平衡状态，引起溶血。因此，整个采血过程不能持续太长时间，止血带绑扎不宜过紧，时间尽量不要超过1分钟。绑扎止血带时间不超过1分钟时，基本不会引起溶血。另外，止血带绑扎过紧，并用力拍打穿刺部位，或者血液回流不畅时，采血操作人员用力挤压患者采血侧肢体以加快血液回流，会引起组织淤血、缺氧，最终破坏血细胞引起溶血。

（七）标本保存及运送方式的影响

不同检验项目的血液标本需要采取不同的保存方式，对血液标本存放处的光照、相对湿度、温度和保存时间等都有一定的要求。采集后的血液标本应垂直放置，勿横置。集体送检时应放在试管架上，避免采血管来回滚动或碰撞。一般来说，采集后的血液标本不能长时间放置，应及时送检；血液标本要在37℃的环境中保存，且保存时间不得超过30分钟，血清的分离要在100分钟内进行，离心时宜采用1000～2000r/min的转速离心5～10分钟，避免血液标本冷冻复融，禁止标本与化学试剂直接接触。如果暂时不能送检，则应在4℃的温度下保存，室温存放的时间不宜超过2小时。时间太久会导致血液变质或污染，影响检验结果的准确性。标本的运送应由受过专业培训的人员负责，在运输工具的选择和标本的保存环境上必须严格执行相关要求，保证在规定时间内安全将标本送到检测实验室。特别要避免运送过程中标本受到强光的照射和剧烈的晃动。急诊患者的血液标本应避免由患者家属送检，以免因运送方式不当而对检验结果造成影响。

（八）采血操作的影响

在采集血液的过程中，若采血操作人员不能明确采血点位置，进针位置出现偏差，针尖反复在静脉中移动，则易造成血肿，进而导致标本溶血。为了降低标本溶血的发生率，应严格要求采血操作人员在采血时进行规范性操作，并对医疗器械的质量进行严格把控，穿刺时应尽量一次成功，避免组织过度损伤，以确保检验结果的准确性。

（九）其他因素

临床工作中，医务人员要准确地评估患者，多渠道了解患者就诊前用药史，如是否服用抗凝药、近期有无输液等，尽量避免药物对检验结果的影响，必要时单独送检标本，并在报告单上注明。问清病史，尤其既往是否有溶血性疾病，可排除患者疾病对标本溶血的影响。急诊科患者往往发病急、病情重，血液标本的检验结果对于病情的诊断和治疗起着至关重要的作用。其血液标本一旦发生溶血，就会引起检验结果的误差，无法取得真实的检验数据，从而需要重新采集血液标本。血液标本中成分的改变会耽误对患者病情的判断和后续的治疗，增加患者的等待时间，甚至导致误诊和漏诊，危及患者的生命和健康。因此，在采血时要根据患者的具体病情采取适当的采血方法，规范采血流程，避免标本溶血的发生，为临床诊断及时提供准确的依据，从而有效保证患者得到及时的救治。如果在采血或检测过程中发现标本溶血现象，要及时与患者和医生沟通，及时重新采集血液标本，避免医疗纠纷。

## 第八节　采血时发生神经性疼痛该如何处理

静脉采血穿刺时产生疼痛是不可避免的。由于个体差异，每个人对疼痛的敏感度不一样，表现也有所不同。有的人对静脉穿刺特别敏感，在皮肤消毒时就出现发抖、出汗，感觉疼痛，以致无法正常进行采血。其实，这是局部皮肤神经末梢触觉反应。此时，医务人员可对患者进行心理抚慰或转移其注意力。真正由采血刺伤神经造成的神经性疼痛很少。若神经受到刺伤，表现为患者突然感觉肢体发麻，似电流穿过穿刺侧肢体，穿刺处疼痛并向手指处放射，需要及时给予镇痛、康复治疗。

### 一、发生神经性疼痛的原因

采血穿刺时误伤到血管周围神经；穿刺后按压不正确无法及时止血，致使组织间隙内容物体积增加、筋膜间室内组织压升高压迫神经均可引起神经性疼痛。

## 二、神经性疼痛的临床表现

（1）疼痛：早期因采集部位及损伤程度不同而各有差异，随着病情发展，疼痛加剧，甚至出现持续性、难以忍受的剧痛。当组织间隙内压力进一步增加，感觉神经纤维麻痹时，疼痛随之减退或消失

（2）肿胀及压痛：筋膜间隙内压力解除后，相应部位迅速出现受压区局部肿胀，并出现压痕，皮肤微红，伤处边缘出现红斑或皮下淤血及水疱。进一步加剧时，表现为患肢端肿胀发凉，皮肤发亮，有光泽，肢体张力增加，肌肉变硬，局部出现广泛性压痛；被动牵拉受累区远端肢体时，会产生剧烈疼痛，这是神经损伤早期的可靠体征。

（3）运动及感觉功能障碍：损伤侧肢体最先出现肌无力，进一步发展可致完全丧失肌肉收缩力。感觉功能障碍表现为受累神经支配区域的感觉异常，具体表现为感觉过敏、减退或消失。桡神经损伤可出现垂腕，指尖弯曲呈鹰爪状，拇指对掌功能丧失。

（4）脉搏：肢体远端脉搏早期可不减弱，因此脉搏存在不能否定神经损伤的存在。脉搏消失或肌肉坏死、痉挛等是神经损伤的晚期表现。

## 三、神经损伤的程度分级

穿刺时，患者突然出现手麻、放射痛，肢体无力或活动范围减小。神经损伤程度可分为完全损伤、重度损伤、中度损伤和轻度损伤，具体表现如下。

（1）完全损伤：神经功能完全丧失。

（2）重度损伤：神经支配区域部分肌肉肌力或感觉降至1级。

（3）中度损伤：神经支配区域部分肌肉肌力或感觉降至2级。

（4）轻度损伤：神经支配区域部分肌肉肌力或感觉降至3级。

## 四、预防及处理

（1）采血操作人员应加强操作技术基本功的训练，熟练掌握穿刺技能。掌握各个部位的进针角度和深度，防止穿破动脉后壁，引起血肿及出血。避免在同一部位反复穿刺，增加对动脉的损伤，造成出血不止。采血时如果患者疼痛明显，且感觉有过电般疼痛，必须立刻终止操作，重新选择血管进行穿刺。同时安抚患者情绪，给予解释，根据情况处理，嘱咐患者避免患肢负重，避免剧烈活动，必要时遵医嘱使用神经营养药物，进行物理治疗，促进恢复。

（2）嘱患者尽量少活动穿刺点附近的关节，以免局部受力影响血液循环，加重局部肿胀，影响神经恢复。血肿轻微的患者，应持续观察肿胀范围有无扩展，若肿胀局限，不影响血流，可告知患者24小时内冰敷使局部血管收缩利于止血，24小时后热敷促进局部血液循环利于血肿吸收。若肿胀加剧应立即按压穿刺点并同时用硫酸镁湿敷，敷料以不滴水为宜。

（3）局部可做物理治疗，交替冷热敷，增加血液循环，促进神经感觉的恢复。必要时可遵医嘱给予维生素$B_{12}$肌内注射，口服营养神经药物等。

（4）穿刺结束拔针后，主动告知患者按压棉签止血，每次按压5～10分钟；若压迫止血无效，可加压止血；穿刺成功后局部加压3～5分钟；或用小沙袋压迫止血10分钟左右，直至不流血为止。严重凝血功能障碍患者应避免穿刺股动脉。

（5）采集血液标本时不要进针过深，尽量避免在神经丰富的部位采血，应选择较粗的血管进行穿刺，进针温柔，缓慢进针，避免进针后反复穿刺。

（6）对于神经损伤后疼痛严重者，应尽快镇痛，减轻患者症状；必要时给予利多卡因行臂丛神经阻滞麻醉，可反复给药，也可遵医嘱肌内注射镇痛药。对中度及以下不完全神经损伤可采用非手术治疗，如物理治疗或热敷，同时使用营养神经药物，将有助于神经功能的恢复。

（7）密切观察患者肢体感觉及运动情况。如果肢体双侧温度相差3℃以上，患侧肢体皮肤颜色苍白，感觉异常，运动出现障碍，应及时请骨科及神经科医生会诊做适当处理。必要时行手术治疗。

（8）保守治疗无效时，可进行筋膜间室压力测定（正常值：0～8mmHg），当压力大于30mmHg时应立即报告医生采取筋膜间室切开减压，避免造成不可逆转的损伤。

（9）对于情绪特别紧张，进行心理疏导后情绪仍无法缓解者和抗拒采血的患者，可暂缓穿刺，或取消血液检查，办理退费。

## 第九节　采血时发生低血糖该如何处理

### 一、低血糖的概念

低血糖是糖尿病潜在的严重并发症，可由多种原因引起，持续严重低血糖可导致意识丧失，造成永久性神经损害，也会导致心律不齐、心肌缺血和心肌梗死，严重者甚至导致死亡。

在绝大多数人的认知中，低血糖是糖尿病患者才会出现的急症。但是在采血过程中，部分人群即使没有糖尿病也会出现心悸、气紧、大汗淋漓等低血糖表现，更有严重者，没有任何低血糖的先兆症状，直接表现为低血糖昏迷，如果不及时抢救，患者很有可能有生命危险。所以，大家应该意识到低血糖≠低血糖症≠低血糖反应。

## 二、低血糖反应

根据《中国2型糖尿病防治指南（2020年版）》推荐意见：非糖尿病患者低血糖的诊断标准为血糖<2.8mmol/L，对于接受药物治疗的糖尿病患者，只要血糖<3.9mmol/L就属于低血糖范畴。低血糖症：伴随心悸、出汗、手抖、饥饿感等症状，若无明显症状，则称为无症状性低血糖。低血糖反应：多见于诊疗过程中的患者，主要与血糖短时间下降过快，升糖激素（如儿茶酚胺等）释放增加有关。虽然短时间内血糖尚未达到诊断低血糖的标准，但患者出现低血糖症状，难以适应。除此之外，伴有胰岛素抵抗患者，血液中的葡萄糖不能被转运到细胞内为机体所用，所以尽管患者血糖不低甚至偏高，但由于细胞内缺乏葡萄糖，患者仍有饥饿感。尽管有"低血糖反应"的患者血糖并不低，但也不可忽视。原则上应按低血糖患者对待，特别是伴有糖尿病和心

血管疾病的老年患者，一旦出现低血糖症状，一定要及时处理，检测血糖及心电图等。认为有“低血糖反应”但血糖不低不需要处理的观点是错误的。

## 三、低血糖的临床表现

低血糖的临床表现多种多样，且缺乏特异性，可表现为交感神经兴奋，典型的症状主要为有饥饿感、心悸、面色苍白、大汗淋漓、颤抖等；以及中枢神经症状，如无精打采、认知功能障碍、语言困难、癫痫样发作、嗜睡、昏迷等。除此之外，一些老年糖尿病患者发生低血糖时可表现为行为异常或无任何典型症状。有些患者发生低血糖时可无明显临床症状，称为无症状性低血糖。

## 四、诱发低血糖的原因

### （一）诱发空腹低血糖的原因

（1）内源性胰岛素分泌过多：如胰岛素瘤、自身免疫性低血糖等。

（2）胰岛素及胰岛素促泌剂的应用：如磺脲类降糖药、水杨酸、注射胰岛素等。

（3）伴有重症疾病：如心力衰竭、肝衰竭、营养不良等。

（4）胰岛素拮抗激素缺乏：如胰高血糖素、生长激素、皮质醇等缺乏。

（5）降血糖药物与其他药物的相互作用：①与降血压药物同用致低血糖，研究表明，降血糖和降血压药物同时服用，发生低血糖危险性升高2～4倍。②与抗感染药物同用导致低血糖，喹诺酮类抗菌药能刺激胰岛细胞膜上ATP依赖性$K^+$通道，促进胰岛素释放，由此引起低血糖。

（二）诱发反应性低血糖的原因

（1）糖类代谢酶的先天性缺乏，如遗传性果糖不耐受。

（2）滋养型低血糖症（包括倾倒综合征）。

（3）特发性反应性低血糖症。

（4）2型糖尿病早期出现进餐后低血糖症。

（5）功能性低血糖。

## 五、低血糖的危害

（1）血糖自我调节能力受损：血糖降低可通过激发机体产生一系列神经-体液反应，维持血糖的稳定，随着胰岛功能障碍的恶化，糖尿病患者的血糖自我调节机制都有不同程度的受损。反复多次发生低血糖，还可导致不同程度的低血糖相关性自主神经功能衰竭，阻碍机体对低血糖的自我调节。

（2）损害人体重要器官：低血糖对大脑、心脏等重要器官也会产生一定的影响，造成不同程度的损害。长时间低血糖可导致神经细胞不可逆损伤和死亡。低血糖刺激交感神经分泌大量的儿茶酚胺、肾上腺素作用于心血管系统等，促使周围血管收缩，从而导致心动过速、心律失常、心肌耗氧量增加等，进而致使心脑血管事件的发生。

（3）降低生活质量：有研究显示，低血糖发生后，患者的生活质量评分显著降低，但经过专业系统性护理干预，患者躯体健康、情绪、角色功能、心理健康等都会有明显改善。

## 六、采血时如何预防低血糖反应

（1）对于确诊糖尿病的患者，降血糖药物应从小剂量开始使用，逐渐增加剂量，每次应咨询内分泌科医生意见。切忌为了快速降低血糖而盲目大剂量用药。

（2）养成良好的生活习惯，饮食定时定量，采集空腹血项目前可自行准备糖果、小点心等，采血完成后立即进食，以防低血糖的发生。

（3）糖尿病患者注射胰岛素后不剧烈运动，不按摩、热敷、洗热水澡等。

（4）患者和家属应学会自测血糖，做好血糖监测。一旦发现血糖异常就及时就医。同时患者应定时复诊，在专科医生的指导下更换药物。

（5）低血糖易发生于清晨和夜间，患者应做好睡前血糖监测，必要时睡前或清晨可以适当进食，预防低血糖的发生。

## 七、发生低血糖的急救处理

低血糖的急救处理应遵守3步原则，即保障休息并补充糖分、测血糖、医院急救。

第一步，低血糖发作时，马上停止采血操作，扶患者到人少宽敞的地方坐下休息，症状较轻的患者给予15g葡萄糖散剂温水口服。

第二步，让患者安静休息15分钟后，监测患者的血糖，观察低血糖症状是否得到缓解。

第三步，监测血糖值，若低于3.9mmol/L，应再次重复第一步，给予葡萄糖散剂口服。如患者出现昏迷、意识模糊，难以自行进食，应立即寻求医生帮助。

## 第十节　特殊人群血液标本采集方法及技巧

门诊采血室是医院对外窗口之一，患者流动量大，年龄差距大，新生儿、婴幼儿、老年人、肥胖患者、水肿患者等特殊人群是门诊采血患者的重要组成部分，如何能“一针见血”，提高门诊采血患者的满意度，是医院提升患者对医院满意度的重要抓手，所以提高采血操作人员对特殊人群的采血技术，是非常有必要的。

### 一、新生儿、婴幼儿血液标本采集方法及技巧

新生儿、婴幼儿的四肢静脉血管细、充盈度较差、血液分布少，加之新生儿及婴幼儿因恐惧“白大褂”，在静脉采血过程中常无配合意识等，使完成新生儿、婴幼儿静脉采血难度增大。

#### （一）静脉采血前心理护理

婴幼儿对于医务人员有条件反射性的抗拒，采血操作人员在操作前应语言和蔼、面带微笑，充分与患儿家属做好沟通工作，用通俗易通的语言向家属讲解小儿血管的特点，减轻家属的负担，消除其顾虑，取得家属的积极配合；同时

在穿刺过程中，采血操作人员可通过小玩具转移患儿的注意力，营造轻松舒适的氛围，减轻患儿的紧张情绪，消除其恐惧心理，获得其配合。

（二）合理选择静脉

穿刺前，采血操作人员应全面充分评估患儿静脉，在门诊采血过程中，由于各方面条件限制，一般首选肘正中静脉，因为肘正中静脉处皮肤敏感度比其他部位低，进针时疼痛相对较轻。也有研究表明，对于2岁以下的婴幼儿常选择头皮静脉及颈外静脉，因为头皮静脉极为丰富，较大的有额静脉、颞浅静脉、耳后静脉及枕静脉。对于部分四肢静脉比较难找的婴幼儿，如肥胖、水肿、休克、危重患儿，也可选择股静脉穿刺。股静脉的定位：从肚脐向腹股沟做一垂线，在垂线与腹股沟交汇处，采血操作人员用食指与中指并拢放在其外侧，摸到三角凹陷处，并用指腹感知股动脉搏动最明显处，然后将其内侧0.5cm作为静脉采血穿刺点。

（三）选择合适针具

目前一般选择一次性真空采血针，因为一次性真空采血针的硅胶管为高聚物，弹性好，质地软，操作灵活，而且有短期抗凝作用，抽血过程中不易发生凝血。

（四）提高穿刺技巧

四肢静脉采血时，血管部位表浅者应以小角度进针，对于血管部位较深，观察定位困难但手指可触摸者，进针角度应稍大一些。止血带与采血部位的距离不宜过远或过近，避免止血带牵拉肌肉影响穿刺部位的定位，影响准确性。

（五）注意采血环节中的小细节

冬季气温低，血管收缩变细，脆性增加，采血前可提醒患儿注意保暖。对于肢端血液循环不好的患儿，可嘱其饮用少量温水促进血液循环；严重失血、脱水、循环衰竭的患儿，血管塌陷难以触摸时，条件允许的情况下，可适当进食或饮糖盐水，待血管充盈后，再固定患儿进行穿刺采血。

## 二、老年患者血液标本采集方法及技巧

老年患者随着年龄增长，各项生理功能都有不同程度的衰退，其血管也会出现退行性改变，弹性差、脆性大、易滑动；老年患者多长期患慢性病，血管壁厚而硬，不易固定，使老年患者静脉穿刺难度增加。

（一）加强采血前沟通

采血操作人员应针对不同性格特点的老年患者做好准备工作。对一些脾气急躁的老年患者，采血前采血操作人员一定要态度和蔼，耐心地告知其采血相关的准备，由于老年患者行动迟缓，应多给予老年患者时间，取得其信任及配合，消除老年患者的紧张情绪。

（二）选择合适的穿刺部位

对老年患者选择采血部位时应避开关节和静脉瓣，首选弹性好、不易滑动的肘正中静脉，切忌盲目听从患者诉求，应从护理专业角度分析穿刺可行性，并提出合理建议，做好解释工作。

（三）老年患者血液标本采集小技巧

对于体形较胖的老年患者，静脉暴露不明显，只能通过多次触摸来定位静脉，如果绑扎好止血带还是未触及血管，可用手掌轻轻拍打采血部位3～5次，或手掌根部以45° 角于血管部位从下往上反复轻推，使血管充盈，暴露血管；对于体形偏瘦的老年患者，血管暴露明显但易滚动不易固定，在静脉采血时可在其肘下放一软垫，以利于血管的固定，并于穿刺时用拇指和食指将血管周围皮肤拉紧，固定血管，针尖与皮肤成15° ～20° 进行穿刺；对于肢体水肿的老年患者，微循环不好，静脉塌陷，血管弹性不好、脆性大，血管难以充盈者可在近心端绑扎止血带，待局部血管充盈再穿刺，水肿严重者，可局部按压片刻，在松开时看准血管的走向及深浅，确定方位缓慢进针，防止穿破血管。

## 三、肥胖、水肿患者血液标本采集方法及技巧

目前我国肥胖人群呈逐年增多的趋势。肥胖患者皮下

脂肪较厚、静脉较深，即使能触摸到，有时也很难一次性穿刺成功。水肿患者皮下组织液集聚、皮肤肿胀，致使血管位置较深，从皮肤表面不易触及血管，因而加大了静脉采血难度。

（一）肘正中静脉

双止血带绑扎法：在患者肘关节上6cm处先绑扎一根止血带，止血带打活结向上，稍等片刻，在肘关节下6cm处再绑扎一根止血带，止血带打活结向下（目的是便于消毒操作）。常规消毒，进行穿刺采血，采取足量血液标本后，先松肘关节下止血带，再松肘关节上止血带，拔针后妥善处理血液标本。双止血带绑扎法能较大面积阻断外周静脉的血流，同时发挥双重阻断静脉回流的作用，并相应延长止血带绑扎时间，绑扎止血带40～120秒为最佳穿刺时间，此时局部血流量相对集中，血管充盈度增加，暴露明显，同时，静脉压力增加，静脉采血时能保证快速采足血量。在静脉采血操作中，对于肥胖、明显水肿的患者，采用双止血带绑扎法可明显提高穿刺成功率，减轻患者痛苦，提高患者及家属满意度。

（二）手背静脉

肥胖患者皮下脂肪较厚，皮肤松弛，采集手背部位静脉血时，可嘱患者握拳，反复轻轻摩擦手背皮肤，使血管暴露，然后采血操作人员左手绷紧患者皮肤，针尖与患者皮肤成30°～40°刺入静脉，快速完成血液采集。

（三）颈静脉

针对肥胖婴幼儿，在无其他部位静脉血管选择时，可选择颈静脉穿刺。采集血液标本时患儿取仰卧位，由一名采血操作人员协助扶持，使患儿头偏向一侧，稍低于身体平面，使颈静脉充分暴露，不用制止患儿哭闹，哭闹的患儿颈静脉显露得更加明显。常规消毒后，确定穿刺点，穿刺点在下颌角与锁骨上缘中点连线的上1/3处，采血操作人员左手食指压迫穿刺点的远端，拇指固定穿刺点下方皮肤，在颈静脉隆起处与皮肤平行进针，快速完成血液采集。

## 四、大面积烧伤、休克患者血液标本采集方法及技巧

患者由于烧伤后血管扩张，血管外渗透压增高，血浆大量渗出到组织间隙，造成血管收缩压、舒张压降低，血管不充盈，同时，微血管通透性增大，水肿形成，大大增加了采血难度。

（一）水肿创面静脉穿刺技巧

对水肿患者进行静脉穿刺，需要采血操作人员熟悉体表静脉位置，清楚血管走向，操作时可用左手沿静脉走向按压数分钟，将组织间隙的水分推至静脉两边，趁静脉短暂暴露

的时间，迅速进行穿刺，完成血液采集。

（二）末梢循环差

采集末梢循环差患者的血液标本时，在患者静脉近心端扎紧止血带，同时向静脉回流方向充分推压血管，或使用局部物理刺激或热敷，使血管暴露，待血管充分暴露时快速进针穿刺。

（三）烧伤休克期

采集烧伤休克期患者的血液标本时，可通过对其周围血管进行热敷，使局部组织温度增加，血管扩张，弹性恢复，也可在穿刺部位涂少量75%酒精，使血管显现，待血管暴露充分后快速完成血液标本采集。

（四）后期愈合创面上的静脉穿刺

恢复后期的烧伤患者可选择愈合创面上表浅的静脉进行穿刺，此处血管较细，愈合期的皮肤油滑，血管不易固定，可在绑扎止血带的部位用纱布块环形衬垫，或不绑扎止血带，用手指按压静脉近心端，以10°～15°刺入皮肤，进针速度要慢，进针不宜过深。

## 五、硬皮病患者血液标本采集方法及技巧

系统性硬化症（SSc）也被称为硬皮病，是一种多系统自身免疫性疾病，其特征为小血管功能和结构异常、皮肤和内

脏器官纤维化，以及自身抗体的产生。硬皮病患者由于皮肤纤维化，血管结构异常，皮肤干燥、蜡黄，不易捏起，严重者甚至皮肤似皮革，血管变细变硬，触摸时很难分辨血管及其走向，因而加大了采血难度。

（一）采集前准备

采血环境应宽敞明亮，采血时采血操作人员有良好的操作视野，由于硬皮病患者静脉穿刺难度大，操作前应向患者解释，说明穿刺过程中可能会有疼痛感，取得患者的理解和主动配合。

（二）上肢静脉大角度穿刺法

在疾病水肿期，为患者绑扎好止血带，皮肤常规消毒后，用消好毒的食指和中指同时按压穿刺点周围皮肤5秒以上，慢慢地将血管周围组织间隙的液体推开，血管显现时，迅速穿刺，进针应快速、准确，以免液体重新分布后很难再次找到血管。在疾病硬化期，尽量选择硬化程度较轻的静脉血管穿刺，穿刺尽量选择细针，减少对血管及神经的损害。常规消毒后，用食指和中指稍用力按压穿刺点，左右滑动，同时用手掌挤压患者前臂肌肉，确定血管位置及走向，或者用拇指从穿刺点下方往近心端轻推皮肤，使血管充盈，确定血管的位置及走向，并用指甲轻轻划痕做标记，再次消毒穿刺皮肤两次，针尖与皮肤成30°～45°快速进针，以提高穿刺成功率。在疾病萎缩期，采血前若评估患者血管情况较差，可让患者先热敷或轻轻按压穿刺部位几分钟再行穿刺，但应嘱咐患者避免烫伤和皮肤损伤，热敷完成后，用食指及中指按压穿刺点数秒至血管显现，快速进针穿刺采血。

（三）颈外静脉穿刺法

患者平卧于治疗床上，取去枕仰卧位，肩下垫一软枕，头后仰并偏向穿刺静脉对侧，充分暴露血管。采血操作人员位于患者头侧，常规消毒皮肤后，于患者下颌角与锁骨上缘中点连线的颈外静脉1/3处穿刺，保持针尖与皮肤成90° 进针，见到回血后，调整进针角度，沿血管方向平行进针，完成采血。

## 六、艾滋病恐惧症患者血液标本采集方法及技巧

艾滋病发病率逐年增高，且目前尚未有药物能有效阻断病毒传播，所以艾滋病恐惧症患者随之逐年增多。艾滋病恐惧症患者常伴随疑病、焦虑、强迫、抑郁等多种心理症状及行为异常。

（一）心理治疗

目前，心理治疗是艾滋病恐惧症的主要治疗方法。采血操作人员人员采血前可通过患者表情、言行评估患者的心理，耐心细致地向患者解释出现艾滋病恐惧症的原因，并给

予患者充分理解，肯定和鼓励患者，向患者强调艾滋病虽然现在不能治愈，但完全可以预防，交流过程中尽量转移患者注意力，有效缓解患者恐惧艾滋病的心理，暂时消除患者紧张不安等负面情绪。

（二）满足患者需求

患者如在操作过程中存在质疑或不安，应耐心解答患者问题，及时解除疑虑，对于患者提出的一些个人要求，只要不违反医院相关规章制度，应尽量满足。

（三）严格执行无菌操作

由于艾滋病恐惧症患者焦虑不安、疑心重，在整个操作过程中，采血操作人员应严格执行无菌技术，动作不宜过快，让患者亲眼看见操作流程及细节，针对患者的犹豫应多包容，耐心等待，多聆听，不催促患者。

第四章

# 您清楚了吗？采血后不容忽视的细节

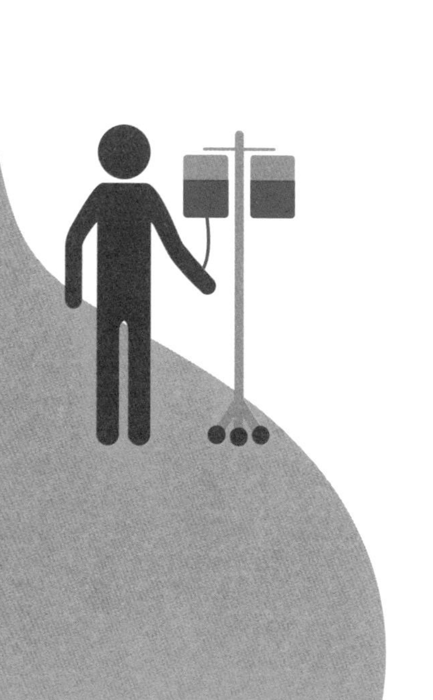

## 第一节　正确按压穿刺点止血

静脉采血是获取临床检验血液标本的重要手段，若采集血液标本后按压止血方法不科学，极易引起渗血、血肿、皮下出血、疼痛，甚至肢体活动受限等并发症，给患者及家属带来不良刺激，为下一次静脉穿刺增加难度。按压止血是目前最常用的一种静脉采血后的止血方法，其通过物理压迫的方法，可以对穿刺点产生阻力，从而抑制血液的流出，以实现止血的目的。

### 一、静脉采血按压方式

#### （一）静脉采血按压时间

一般情况下，患者肘关节伸直，按压止血时间为5分钟，若患者为老年人，或有血液系统疾病、凝血功能障碍、水肿等，按压止血时间则需延长为5～10分钟，直到患者采血穿刺部位无出血。随着人年龄的增长，身体各部分功能逐渐老化，相应的血管功能会随之减弱，皮下组织也逐渐松弛。因此，对于采集血液标本后出现出血状况的老年群体，采用常规按压时间是不能有效止血的。部分患者静脉采血后因看到穿刺点皮肤无出血点就缩短按压时间，导致皮下出血。

（二）静脉采血按压方式

静脉采血是“一针两眼”，采血针不是仅刺破皮肤表面，而是穿刺到静脉血管内，皮肤表面的穿刺点与血管壁上的穿刺点不在同一个位置。如果我们只用一根棉签或者只用一根手指来按压止血，容易导致渗血及淤血的情况。所以，静脉采血后采血操作人员会告知患者及家属正确的按压时间及方法，即食指、中指、无名指三指并拢按压穿刺点，即我们常说的竖压法（纵压法）。

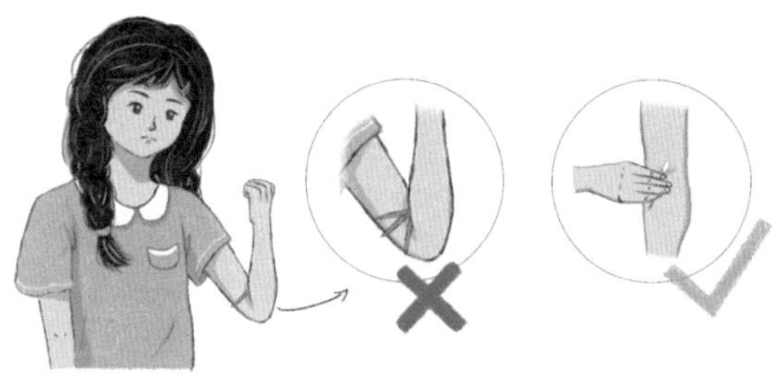

有的患者采血过程情绪紧张，采血结束后按压时，不停地松开棉签去看穿刺点，延长了止血过程。有的患者采血后边按压边揉穿刺点，轻揉不仅不能止血，反而会加速出血，效果适得其反。另外，在秋冬季节，患者的衣袖口较紧并且有一定的弹性，置于肘关节靠上位置时易产生止血带的效果，导致血液回流不畅而引起渗血及血肿。所以采血操作人员在静脉采血后要叮嘱患者拉下上臂衣袖。同时针对患者的实际情况，采取相应的干预措施，有效地提高患者的满意度和舒适度。

## 二、动脉采血按压方式

正确的动脉血采集方法是控制动脉血气标本质量的重要因素之一，采集完成后正确的按压方法能有效减少皮下血肿的发生，节约按压时间。动脉采血对采血完成后的按压方式及按压时间有严格要求。皮下出血、淤斑、局部血肿是动脉血气采集后常见的并发症，按压不当是引起以上并发症的重要原因之一。

### （一）动脉采血按压时间

普通患者（无血液系统疾病、无凝血功能障碍）按压10分钟左右，特殊患者（有凝血功能障碍、低蛋白水肿）按压30分钟以上，如还在渗血则延长按压时间直到止血。

### （二）动脉采血按压部位及方法

动脉采血后按压部位为穿刺点上方，纵压法（食指、中指、无名指）能使皮肤穿刺点及血管穿刺点同时被按压，且能很好地固定周围组织，防止动脉滑动，从而起到有效止血的作用。

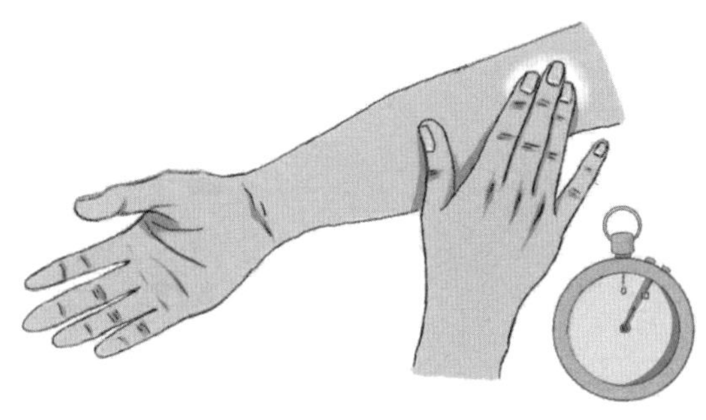

## 第二节 常见的采血并发症

采血门诊室患者数量多，患者所患疾病种类复杂，且采血时间相对集中，操作和护理不当一方面可能引发交叉感染，另一方面还可能引起静脉炎、血管栓塞、皮下淤血、渗血、血肿、疼痛，甚至肢体活动受限等并发症。采血需经过皮肤组织，患者表面皮肤存在被污染的风险，消毒不当可使污染物随针头进入人体。

### 一、静脉采血常见并发症

#### （一）晕针、晕血

静脉采血时患者的紧张及恐惧情绪，可导致内脏血管突然扩张，引起大脑供血不足；部分患者看到抽出的血液时，可能出现头晕、心悸、突然晕倒，甚至意识丧失等不良并发症。

（二）局部淤血

反复穿刺则是导致患者血液外溢、皮下局部淤血的主要原因。

（三）局部血肿

血肿是血液因为各种异常原因渗出至血管壁外，积聚在皮肤内或皮肤下，形成充满血液的密闭空间，从而引起的局部组织肿胀、肿块。

（四）静脉血栓

采血过程中如果反复穿刺造成静脉壁损伤，可能导致静脉血栓的发生。

（五）皮下出血

如果穿刺部位不正确，或按压止血方式不当，容易导致皮下出血。

综上所述，在静脉采血过程中，采血操作人员应帮助患者尽量保持放松的心情，避免紧张情绪造成血管收缩出现晕血的情况，同时也应指导采血操作人员正确的按压止血方法和充分的按压时间，以有效地避免上述并发症的发生。

## 二、动脉采血常见的并发症

### （一）感染

感染多由没有严格执行无菌操作所致，置管时间过长或动脉导管留置期间未有效消毒、动脉穿刺处未完全结痂导致污染的液体渗入均可引起局部/全身感染。

### （二）皮下血肿

短时间内反复多次在血管的同一位置穿刺可使血管壁形成多个针孔造成皮下血肿，或者动脉采血穿刺完毕后穿刺部位按压力度不够也可导致皮下血肿。

### （三）血栓形成

血栓形成较少见，主要发生在股动脉穿刺时，多次反复穿刺，动脉内膜损伤、粗糙，使此处血小板易凝集形成血栓。

综上所述，在动静脉采血过程中，采血操作人员应帮助患者尽量保持放松的心情，避免紧张情绪造成血管收缩出现晕血的情况，在采血过程中，严格执行无菌操作，尽量避免反复多次穿刺使血管壁破损，采血完毕后做好健康教育，指导患者及家属采取正确的按压止血方法和充分的按压时间，以有效地避免上述并发症的发生。

## 第三节　采血后出现局部淤血及血肿的影响因素

静脉采血主要指的是将血液从机体循环系统中穿刺抽出，属于有创性医疗操作技术，其主要作用为辅助临床疾病诊断、疾病治疗及评价治疗效果等，是临床当中较为频繁使用的，同时也是常见的、基本的一项护理操作技术。

静脉采血穿刺后在穿刺位置发生皮下淤血及血肿较常见，导致其发生的因素也十分多样，当出现淤血及肿胀时，很多患者往往不知所措，这可能给患者心理和生活带来了影响。因此，静脉采血后，预防和提前向患者宣教局部淤血及血肿发生时怎样处理尤为重要，特别是在门诊护理工作中，可以减少一些不必要的纠纷。

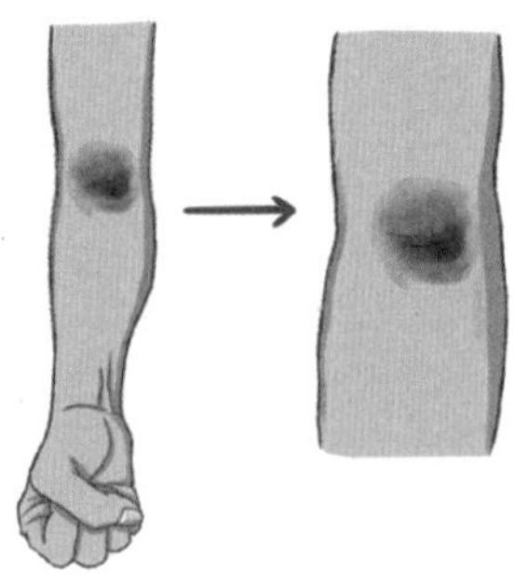

静脉采血穿刺后在穿刺位置发生皮下淤血及血肿的具体原因如下。

## 一、采血操作人员因素

（1）进针角度不当，针头进入皮下后需平行进针，较难掌握，且易刺破血管壁造成皮下淤血。

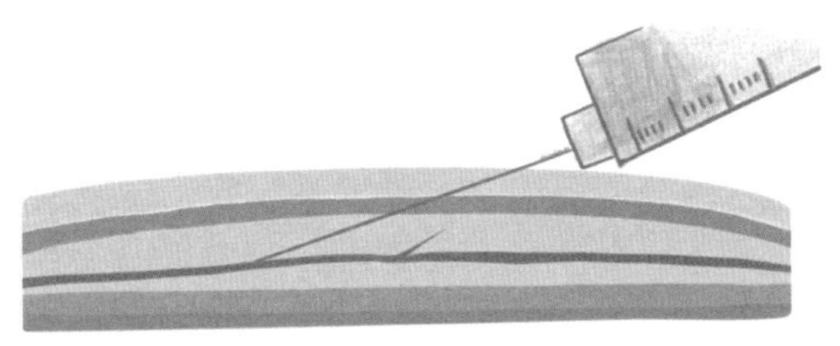

（2）进针速度过快。针头刺破皮肤后若进针速度过快，针头刺入过深，极易使针头穿透血管壁，致使采血时血液流入采血器的同时亦流入皮下造成淤血。

（3）患者检验的项目多，采血操作人员在更换采血管时不可避免地推拉针头，使针头发生移动，针尖刺破血管出血，引起皮下淤血。

（4）反复穿刺。多种原因使穿刺操作过程不顺利以致重复穿刺，损伤血管，形成皮下淤血。

（5）穿刺后拔针不当：穿刺完成后，采取按压针头后拔针的方法，使针头刺破血管壁引起皮下淤血。

（6）采血操作人员健康教育不全面：患者按压穿刺处的方法不正确或按压时间过短，形成皮下淤血。

（7）对存在凝血功能障碍者未进行有效评估，注意事项交代不全，患者按正常时间按压后，出血不能停止，引起皮下淤血。

## 二、患者因素

（1）患者血管脆性大。某些疾病可引起出血倾向、恶病质、慢性肝肾功能衰竭等，维生素C缺乏、胶原纤维合成障碍以及血小板功能失常时，可导致血管脆性增加。

（2）采血时穿着不当。天气寒冷时患者穿衣服很多，采血时因嫌麻烦或者怕冷不愿意脱下衣服，直接将衣袖卷起，使采血点上方血管被压迫，血液回流不畅，血管内压力增加，血液从穿刺点处流出，导致皮下淤血，血肿。

正确方法：采血穿刺结束后在进行按压止血的同时拉下上臂衣袖或在采血前脱去过紧的衣袖，避免上臂被衣服勒得太紧，影响血液正常回流。

（3）按压面积过小。这是造成皮下淤血的主要原因之一。静脉采血时采血针不仅刺破皮肤表面，还要刺入静脉血管，皮肤表面的针眼并不一定与血管壁上的针眼在同一点上。患者采完血时，仅用一根手指压住皮肤表面的出血点，不能有效按压静脉上的出血点，从而导致止血不当，出现淤血及血肿。

正确方法：请伸直手臂，用三根手指按压穿刺点，增加按压面积，将皮肤表面和血管壁上的出血点整体按压住，就可以避免穿刺点继续出血。

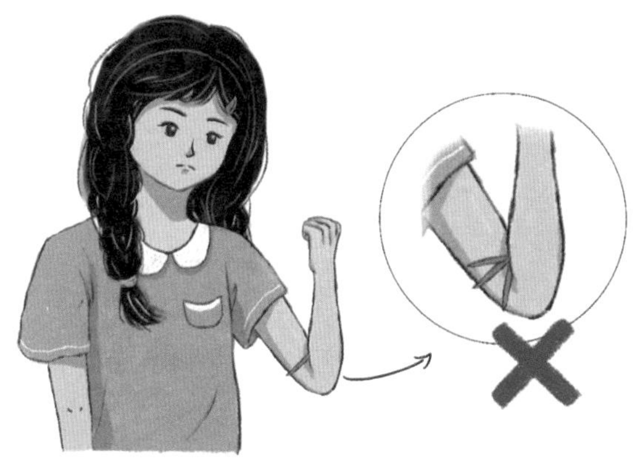

（4）采血后按压时间过短。这是造成皮下淤血及血肿的另一主要原因。患者往往认为表皮针眼不出血即按压已到位，不再继续按压，实际上，此时血管壁针眼处仍在溢血，采血后按压时间太短，可致局部皮肤隆起，继而形成皮下血肿。

正确方法：坚持按压穿刺点5分钟，年龄偏大或凝血功能障碍的患者适当延长按压时间，按压5～10分钟。

（5）边按边揉。患者相关知识缺乏，按压的同时捻动棉球揉搓针眼处，局部血小板还没有凝固，血管上的针眼刚闭合住又被揉开。轻揉穿刺处不仅不能止血，反而会阻碍血小板凝固甚至加速出血，效果自然适得其反。

正确方法：以适宜力量只压不揉。

（6）采血侧肢体用力活动过早。用力过早，使血管内血流压力突变，再次冲开刚闭合的针眼，血液渗至血管外，可形成皮下淤血及血肿。

正确方法：采血侧手臂24小时内不能过于用力提重物等，不能进行游泳、打篮球等剧烈运动。

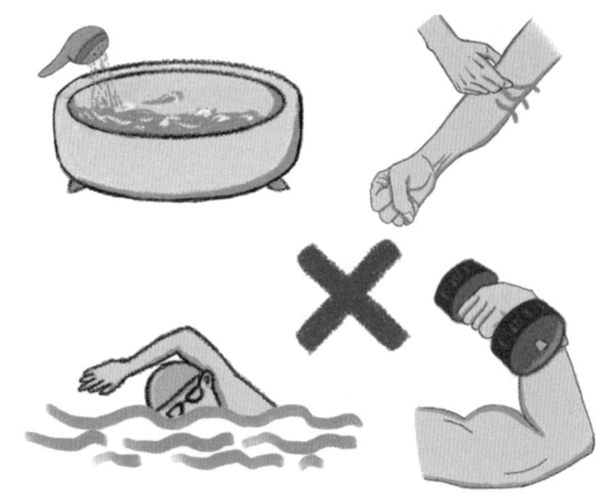

## 第四节　淤血及血肿的处理

面对已经出现的淤血及血肿，不用过于惊慌。一般情况下，淤血及血肿的消散需要7～15天，对于淤血及血肿的处理有以下几种方式。

### 一、处理方法

#### （一）24小时内局部冷敷

如患者采血后出现皮下血肿，24小时内可以用不滴水的冷毛巾或者冰袋冷敷局部，但需先使用棉签对穿刺点进行遮挡，以免造成穿刺点感染。冷敷时间以30分钟为宜，其间每5分钟更换1次毛巾，以保持温度，加快皮下血管收缩，缓解血管炎性反应。

#### （二）24小时后热敷

在淤血及血肿出现24小时后，可用热毛巾热敷，促进血液循环，提高皮下组织对淤血及血肿的吸收效率。

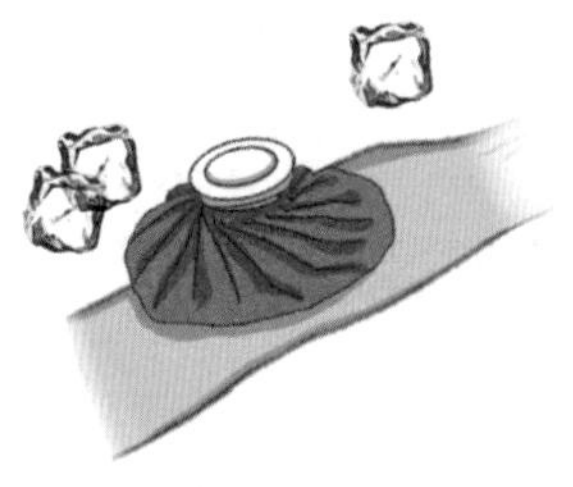
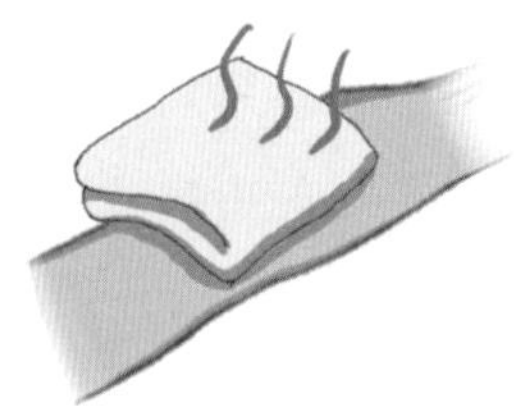

（三）及时就医

如果淤血或血肿面积过大，或呈现出加重的表现应立即就医处理。

## 二、皮下淤血及血肿的预防

（1）采血操作人员在操作前，应仔细做好血管评估，选择粗、直、弹性好的血管进行穿刺，进针宜轻柔，缓慢进针。

（2）定期组织采血操作人员参加培训，不断提高专业操作技术水平。使采血操作人员熟练掌握穿刺技能，掌握各个部位的进针角度和深度，防止穿刺过深或反复穿刺血管，引起皮下淤血及血肿。

（3）采血操作人员完成采血时，应主动告知患者按压止血的正确方式及按压时间。

（4）患者若有凝血功能障碍，在采血前应主动告知采血操作人员，减少出现皮下淤血及血肿的概率。

# 第五节　静脉采血后局部感染的处理

## 一、静脉采血后局部感染发生的主要原因

静脉采血后局部感染的原因如下：①使用的无菌物品消毒不彻底；②使用过期的无菌物品；③未严格遵循无菌操作原则；④健康宣教效果欠佳，患者缺乏采血后护理相关知识。

导致静脉采血后局部感染发生的另外一个重要因素为患者自身因素。病原体传播到宿主后是否引起感染主要取决于病原体的毒力和宿主的易感性，病原体的毒力主要取决于其种类和数量，宿主的易感性主要取决于病原体的定植部位和防御能力。

影响机体防御能力的因素主要包括：①生理因素，婴幼儿由于自身免疫功能发育尚未完善，尤其是早产儿，机体防御能力低下；老年人由于各器官功能衰退，免疫功能也呈下降趋势。②疾病因素，某些疾病可使患者对病原体的防御能力下降，如血液病、糖尿病、恶性肿瘤等；③皮肤或黏膜的损伤，伤口内有血肿、渗出液或异物等均有利于病原体的生长繁殖。④心理因素，患者的情绪、主观能动性、暗示心

理都会影响患者的防御能力。部分临床采血操作人员可能在采血时更加注重穿刺成功而忽略了对患者的心理护理。应注意，心理护理在采血过程中可以发挥重要作用。在采血操作人员完成采血工作的同时，应尽量满足患者的心理需求，用言语安慰患者，解除患者焦虑和紧张的情绪。患者积极乐观的心态、愉悦的心情都能够提高其防御能力，减少静脉采血后局部感染的发生。

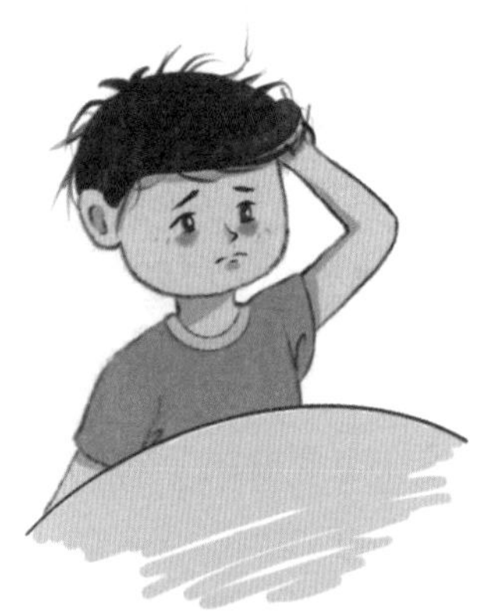

## 二、静脉采血后局部感染的主要表现

静脉采血后局部感染的表现为：①穿刺点周围皮肤红肿、疼痛，皮肤温度升高，严重者穿刺点可有脓液渗出；②静脉炎，沿静脉走向出现条索状红线，并伴有畏寒等症状。输液护士协会（Intravenous Nurses Society，INS）将静脉炎分为0～4级5个级别：

0级，没有任何症状，常在彩超检查时被发现，仅需要对症治疗。

1级，穿刺部位出现间歇性疼痛，患者有时感疼痛明显，有时无痛感，需要根据患者的症状进行治疗。

2级，穿刺部位疼痛，可伴有穿刺点周围皮肤水肿或发红。

3级，穿刺部位疼痛，可伴有穿刺点周围皮肤水肿或发红，可触及条索状静脉。

4级，穿刺部位疼痛，可伴有穿刺点周围皮肤水肿或发红，可触及条索状静脉，长度大于2.5cm，可伴有脓液渗出，常需要进行手术治疗。

病原体进入体内，可导致患者出现体温升高。在体温上升期，患者的产热大于散热，患者常常表现为寒战，皮肤苍白且无汗，疲乏无力，体温可在数小时内达到高峰。在高热持续期，此阶段的患者产热和散热在高水平阶段处于动态平衡，患者常常表现为面色潮红、口干舌燥、脉搏加快、头晕、头痛。在退热期，患者的散热大于产热，可表现为大汗淋漓、呼吸加快、皮肤潮湿，浑身酸软无力。由于发热是一个消耗机体能量的过程，我们应及时为患者补充能量，并积极与患者进行沟通，消除患者紧张的情绪。患者在退热期由于大量的出汗可导致大量体液流失，容易出现血压下降、脉搏细速、水电解质失调等，要及时为患者补充水分，鼓励患者多喝水，促进毒素的排出；患者大量出汗时需要及时为患者更换衣物，保持皮肤清洁、干燥，避免感冒。患者在出现以上表现时要及时就医，医生应结合患者的情况进行诊治，避免为患者带来不必要的伤害和损失。

### 三、静脉采血后局部感染的预防

静脉采血是一项无菌操作，在进行静脉采血时要时刻防止一切病原微生物侵入人体，防止无菌物品、无菌区域被污染。在进行静脉采血前，检查以下内容：操作的环境应清洁明亮、定期消毒，操作台清洁、干燥，物品布局合理；采血操作人员衣帽整洁，戴好口罩，修剪指甲；患者使用的止血带、垫巾、持针器、静脉采血针准备妥当，摆放位置合理。对于使用的无菌物品如无菌棉签、消毒液、真空采血管、静脉采血针等，使用前要检查有效期，疑有污染或已经污染的无菌物品不可使用。在执行采血操作时严格遵循无菌原则，为患者提供安全的医疗服务。持针器均为一患一用，对使用后的物品按照医院感染管理部的要求进行分类处理。采血完成后要进行彻底的手卫生后再接触下一位患者。在静脉采血过程中，若发现无菌手套有破损、有血渍，或接触了传染性疾病患者，要及时更换手套。

静脉采血是一项需要护患共同参与的医疗活动，患者在采血时参与采血信息的核对，在采血后需要对穿刺点进行按压止血，在预防静脉采血后局部感染中起着至关重要的作用。患者在采血后应做到以下几点：

（1）患者在动、静脉穿刺后血管完整性遭受破坏，若患者的按压时间过短，凝血块还未形成，再加上动、静脉血管内的压力变化和肌肉收缩，血液会沿着穿刺点溢出。采血结束后，静脉采血患者按压穿刺点5分钟，动脉采血患者按压穿刺点10分钟，如患者有凝血功能障碍，应延长按压时间，在按压止血期间禁止更换按压棉签接触穿刺点的面；若按压止血期间按压棉签掉落或棉签扔弃后仍在出血，可请采血操作人员给予无菌棉签继续按压，不可自行处理。

（2）采血侧肢体24小时以内避免进行淋浴或热敷，患者在穿刺后皮肤屏障受到破坏，使用热疗可加速穿刺点周围血液循环，使局部毛细血管扩张，可导致皮下出血，进一步增加皮下出血的风险，为病原体的生长繁殖提供条件。

（3）保持穿刺点周围清洁、干燥，及时处理皮肤上的污物及血渍。

（4）避免在穿刺点周围涂抹乳膏。

（5）静脉采血后应着宽松、绵柔的衣物，避免反复摩擦穿刺点，延缓穿刺点的愈合，增加感染的风险。

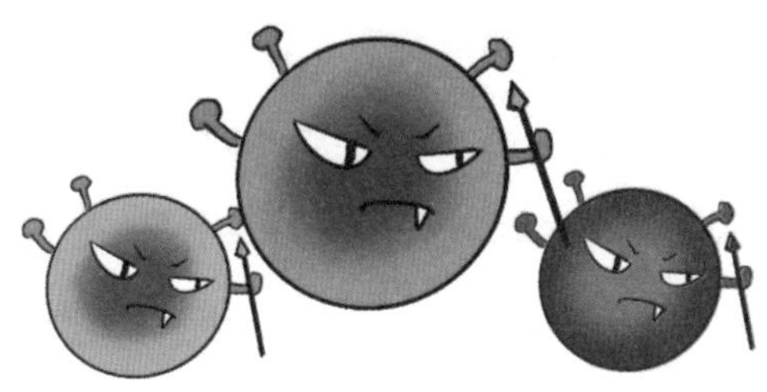

四、局部感染的处理

如已发生局部感染，应加强局部消毒、观察，使用抗菌敷料，监测患者体温变化，按医嘱正确进行抗感染治疗。

## 第六节　采血后晕针和晕血的处理

### 一、晕针和晕血的概念

采血是采血门诊工作中一个重要的环节，在静脉采血过程中，晕针和晕血时常发生，这既是由针刺等刺激引起的症状，也是临床静脉采血时常发生的一种现象。临床上对晕针的解释是迷走神经反射受到一定的刺激，导致血管出现一定程度的扩张，进而引起血压降低、脑部供血不足的情况，循环血量的减少会导致神经系统出现一过性或短暂性血液循环障碍，进而出现头昏眼花、四肢冰凉、盗汗等，严重者甚至还会出现胃肠不适，出现恶心、呕吐、腹部不适等。晕血又称“血液恐怖症”，是指患者由于见到血液而发生晕厥的征象，是一种心理疾病，属于特殊恐惧症的一种，是由多种因素引起的血管迷走神经反射导致的一系列症候群。

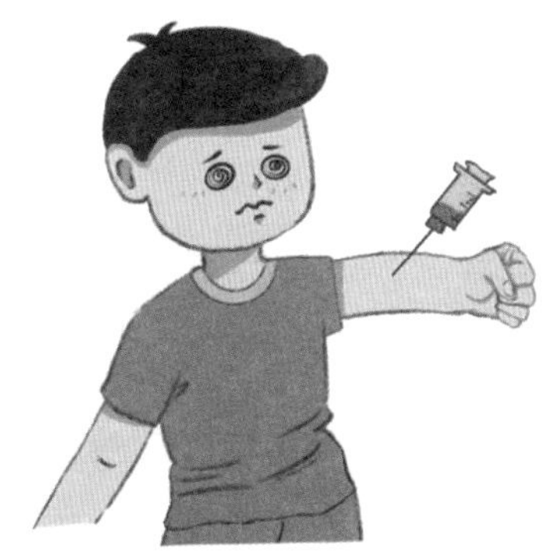

## 二、诱发晕针和晕血的原因

### （一）心理因素

发生晕针和晕血最主要的原因就是心理因素，特别是第一次到医院采血的患者，大多对医院充满了恐惧，情绪波动大。患者紧张、害怕等情绪容易引起迷走神经兴奋和亢进，使其内脏器官血管扩张，导致心率减慢、心肌收缩无力，从而导致大脑供血不足，直接造成血管性晕厥。

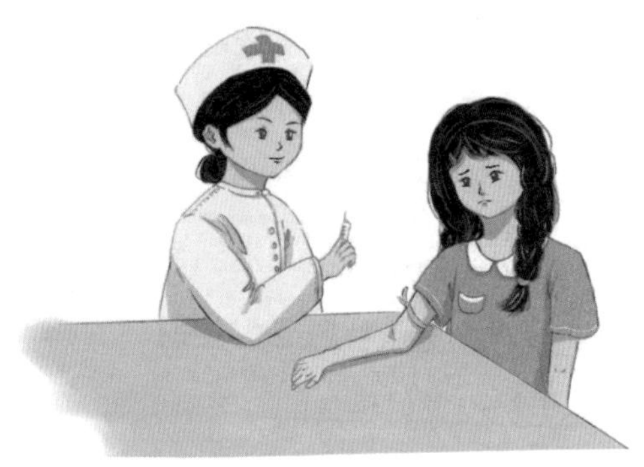

（二）体质因素

采血前患者感到疲惫，休息不够，长时间熬夜，采血时容易发生晕针和晕血；部分患者因为采血项目需要空腹，长时间未进食，或者长期节食减肥，采血时容易发生低血糖，继而诱发晕针和晕血。有研究表明，21～50岁的中青年人群，对疼痛的感觉比较敏感，采血时患者注意力高度集中，一旦患者对疼痛不耐受，极易引起晕针和晕血的发生。另外，还有一些特殊人群，如月经期、更年期的女性患者、长期饱受病痛折磨的患者，因身体功能状况较差，在采血过程中也易发生晕针和晕血。

（三）患者的体位

门诊采血患者因为条件限制，采血时大多采取的体位是坐位。处于坐位时患者的下肢肌肉及静脉张力低，血液蓄积在下肢，患者的回心血量显著降低，继而心输出量减少，血压降低，使发生晕针和晕血的概率增加。

（四）环境因素

医院采血门诊人流量大，环境嘈杂，无形之中增加了患者的心理压力，加之采血患者多，工作量大，患者等候时间过长，容易产生烦躁等负面情绪，这些因素增加了晕针和晕血的发生概率。同时，室内人员过多、空气质量较差也会影响患者就医体验，致使晕血和晕针的发生。

（五）采血操作人员的服务态度和技术

采血操作人员的服务态度对患者有一定影响，同时如果采血操作人员技术不够熟练，反复穿刺，会导致患者产生紧张、不安、恐惧等情绪，继而出现晕针和晕血。

## 三、晕针和晕血的处理

（一）心理干预

采血前采血操作人员对患者进行健康教育及心理护理，主动询问有无晕针和晕血史，针对有晕针和晕血史的患者，应加强沟通与交流，让其正视采血并主动参与其中。采血操作人员需密切观察患者的面部表情及心理变化，对于过度紧张的患者，可通过交流和安慰稳定患者的情绪，使其放松；可采取卧位采血，减少跌倒造成的损伤并做好急救准备，必要时可在单独的采血室进行采血。

（二）体质因素干预

采血前采血操作人员应加强与患者的沟通，充分了解其体质状态及采血相关情况，询问患者是否处于饥饿、劳累、熬夜、饮酒后等状态，采血条件不达标的患者应嘱其调整作息和饮食状态，纠正不良条件后再实施采血；采血前应告知其采血的相关注意事项及采血要求，以便顺利完成采血。

（三）环境干预

采血门诊应保持通风，室温保持在22℃～24℃。环境布局方面，应设置特殊窗口并设立醒目标识，向有晕针和晕血史的患者提前告知，在采血候诊厅设置休息椅，同时可在采血门诊内配备采血诊疗床，创造条件为有晕针和晕血史的患者在单独的空间进行采血。

（四）提高采血操作人员的综合素质

采血操作人员不但要掌握专业知识，还要了解心理学、社会学等多方面的知识，定期对采血疑难杂症进行分享与探讨，不断地总结采血技巧与经验教训，精益求精，做好采血工作。

（五）发生晕针和晕血的应急处理

一旦患者发生晕针和晕血，采血操作人员应保持冷静，立即停止采血操作，搀扶患者平躺于治疗床上。可以手指按压合谷穴、人中穴，缓解相关症状，同时评估患者的一般情况，快速查找原因，如患者胸口憋闷、呼吸短促，采血操作人员应立即解开患者领口，保持其呼吸畅通。除此之外，采血操作人员应疏散过于密集的外围人群，保持周围空气清新、流通，给予患者吸氧、保暖、口服糖水等，如患者有糖尿病，可给予温水口服。若短时间内患者晕针和晕血现象未见恢复，应立即拨打院内急救电话，将患者情况及时上报给医生，对患者实施急救。

# 第五章

# 您熟悉了吗？血液检查小常识

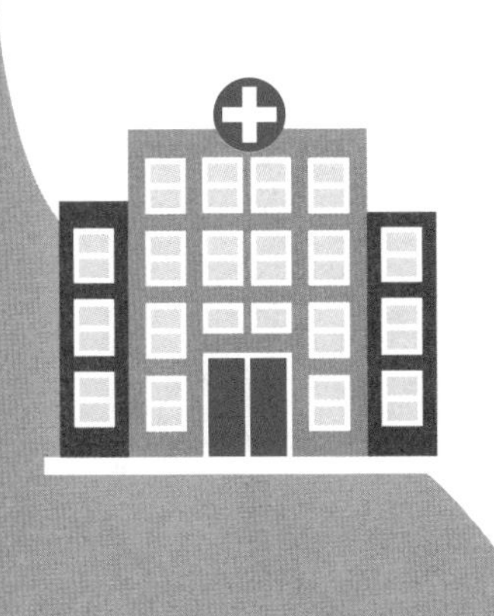

## 第一节　临床常规血液检验项目及意义

随着生活水平的不断提高，人们的健康意识不断增强，越来越多的人选择定期健康检查。在医院里，几乎每一位患者都会接受血液检查，那么，您对血液检查了解多少呢？日常生活中，在我们身体出现一些表现不明显的疾病时，医生经常会要求我们进行一些常规的实验室检查，我们真的掌握其中的含义和临床价值吗？

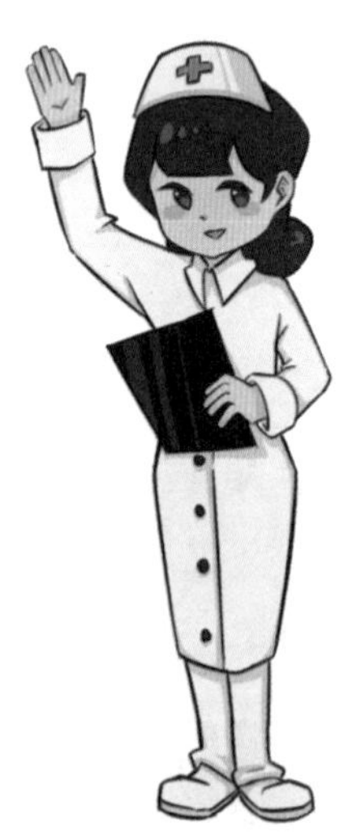

## 一、“三大常规”主要项目及临床意义

“三大常规”即血常规、尿常规和大便常规。

（1）血常规。血常规的主要项目有红细胞、白细胞、血小板计数，淋巴细胞绝对值，血红蛋白浓度等。血常规通过对血细胞数量、形态、分布等进行观察，进而对血液系统的状况进行判断并为疾病诊断提供依据。随着现代检验技术的发展，血常规检验通常由机器来实现。血常规对于了解人体的整体情况有着重要意义，检验项目也较繁多，通常被分为三个系统，即血小板系统、白细胞系统、红细胞系统。

（2）尿常规。检验科对患者收集的尿液进行分离检验，对于尿液中的成分是否符合正常标准进行对比，以协助疾病诊断。本项目主要包括尿沉渣、尿比重、尿蛋白、尿色泽等。在进行尿常规检验的过程中，若出现尿沉渣有形成分或者尿蛋白，则有可能是出现了肾病变；不同器官及全身性疾病也会导致尿液发生一定改变，如流行性出血热、肝胆疾病、血液病、糖尿病等。因此，尿常规检验对于此类疾病的诊断具有一定意义。此外，尿常规检验也能够对部分疾病的治疗效果进行反映，并为疾病的后期干预提供参考。

（3）大便常规。大便常规的主要检验项目为大便黏液、颜色，有无蠕虫等。大便常规检验能够对消化道中的寄生虫感染、病毒感染、细菌感染进行了解，尽早实现对肝疾

病和胃肠疾病的探查，也能够作为消化道肿瘤诊断依据。大便常规检验中，还具有白细胞、红细胞探查实验，细菌的敏感实验等。在人体健康状况的检查中，大便常规是极其必要的一项检验项目，在进行体检时需要对此进行关注。

## 二、血常规包含项目及临床意义

血常规检验报告单上写满了英文字母缩写，因此看不懂血常规检验报告单也并不奇怪。在这里，我们来介绍一下血常规检验报告单上各个英语字母缩写的含义。

（1）RBC，红细胞计数。人体血液中的红细胞每120天会完成一次全面代谢、更新。在正常情况下，成年男性红细胞计数在（4.0～5.5）$\times 10^{12}$/L，成年女性红细胞计数在（3.5～5.0）$\times 10^{12}$/L，新生儿的红细胞计数在（6.0～7.0）$\times 10^{12}$/L。如果患者出现严重呕吐、腹泻，大量脱水、出汗，则血液中的红细胞数量会相对增多；如果患者罹患真性红细胞增多症、慢性阻塞性肺疾病，则血液中的红细胞数量会绝对增多；如果患者罹患白血病、再生障碍性贫血，则血液中的红细胞会减少。

（2）WBC，白细胞计数。人体血液中白细胞每隔9～13天便会全部更新一次。正常情况下，成年人白细胞计数在（4.0～10.0）$\times 10^{9}$/L，新生儿白细胞计数在（15.0～20.0）

$\times 10^9$/L，6个月～2岁的幼儿白细胞计数在（11.0～12.0）$\times 10^9$/L。白细胞是人体内重要的免疫细胞，它们时时刻刻都在与入侵人体的细菌做斗争。如果人体出现细菌感染、病毒感染，如患肺炎、中耳炎、扁桃体炎、肾炎、胆囊炎、败血症、乙型脑炎等，则白细胞计数会大幅增高；如果患伤寒、副伤寒，则白细胞计数会降低；如果患者患多发性骨髓瘤、白血病、血栓性疾病，则白细胞计数会出现假性增高。

（3）PLT，血小板计数。人体血液中血小板每隔8～9天更新一次。血小板具有强大的止血功能。正常情况下，血液中血小板计数在（100.0～300.0）$\times 10^9$/L。如果患者罹患慢性粒细胞白血病、原发性血小板增多症，则血液中的血小板计数会明显上升，有可能突破400.0 $\times 10^9$/L；如果患者罹患急性白血病、巨大血小板综合征，则血液中的血小板计数会降低，有可能跌破100.0 $\times 10^9$/L。

## 三、生物化学检测包含项目及临床意义

临床生物化学检测（以下简称生化检测）是临床检验的重要组成部分之一，对很多疾病的诊断有重要的价值，常见的生化检验项目有肝功能、肾功能、血糖、血脂、心肌损伤标志物等。生化检测的标本类型有很多，其中血液标本最为常见。

（一）肝胆胰功能检测项目

肝胆胰功能检测项目包括总蛋白（TP）、白蛋白（ALB）、球蛋白（GLB）、总胆红素（TB）、直接胆红素（DB）、总胆汁酸（TBA）、天门冬氨酸转氨酶（AST）、丙氨酸转氨酶（ALT）、碱性磷酸酶（ALP）、γ-谷氨酰转化酶（GGT）、胆碱酯酶（ChE）、血氨（AMON）等。由于导致肝功能异常的病因较多，既有肝本身的疾病，也有其他系统的疾病，对于肝损伤的诊断有时显得较为困难，因此需结合患者病史、实验室检查和影像学检查等多方面的信息才有可能明确诊断。肝功能的生化检测包括肝酶、胆红素代谢、肝合成功能及肝纤维化血清学指标等，以上指标能较全面地反映肝功能状态，为肝功能异常的诊断提供重要线索，并能动态监测病情，是临床应用广泛的实验室检测指标。除此之外，肝功能异常的诊断还需要详细的病史采集和全面的体格检查，以及病原学检测和B超、CT等影像学检查资料甚至肝活组织病理检查。只有将多方面的资料综合起来才能最终确定病因，评估病情，明确诊断，进而指导下一步的治疗。

（二）肾功能检测项目

肾功能检测项目包括尿素（Urea）、尿酸（UA）、肌酐（Cr）、估算肾小球滤过率（eGFR）、胱抑素C（CysC）、中性粒细胞明胶酶相关载脂蛋白（NGAL）。肾是人体重要的代谢器官之一，其对维持人体水、电解质、酸碱代谢平衡有重要的作用。因此，定期行肾疾病筛查十分必要。根据以上指标，可以判定患者是否存在肾病变。目前，临床筛查肾疾病常采用尿液及肾功能检测这一常规体检方案，常规体检方案费用较低，对大规模人群均适用，并且，还能对疾病的初发状态进行及时观察，从而避免患者出现明显症状才就诊，进而能有效改善患者的预后。医生主要通过尿常规的血尿、蛋白尿、白细胞等指标及生化检测的尿素、肌酐等肾功能指标判断患者是否存在肾病变。一般来说，在肾受到实质性损伤时，这些指标水平会逐渐升高，肾疾病损伤程度越高，其水平越高。因此，肾功能检测不仅能有效筛查肾疾病，同时还能预测其发展趋势和预后。

（三）代谢相关检测项目

代谢相关检测项目包括空腹血糖（GLU）、乳酸（Lac）、糖化白蛋白（GA）、β-羟丁酸（β-HBA）、糖化血红蛋白（HbA1c）、口服糖耐量试验（OGTT）等。对于糖尿病患者，血糖监测有重要的意义。血糖监测可以了解血糖的控制水平和波动的情况，这是糖尿病病程监测的一种重要的手段，也可以有效地了解个体血糖控制的情况，以及病情的变化，有助于医生制订和调整治疗方案。血糖监测有利于了解饮食对血糖的影响，了解哪些食物会导致较大的血糖波动，方便调节饮食，也有助于调节运动治疗，能直观地了解运动带来的血糖变化，从而可以根据血糖来调整运动方式、运动时间等。血糖监测有助于调节降糖药物的剂量，比如血糖低了，可能就要减些药物。监测血糖是空腹时高了还是餐后高了，根据不同的情况，可调整降糖药的剂量。血糖监测还有助于增强患者战胜疾病的信心，比如血糖值一直都特别好，患者就会觉得糖尿病治疗的效果挺好，战胜疾病的信心增加，从而可比较有效地预防或者延缓并发症的发生发展。

（四）血脂检测项目

血脂检测项目包括三酰甘油（TG）、胆固醇（CHOL）、高密度脂蛋白胆固醇（HDL-C）、低密度脂蛋白胆固醇（LDL-C）、脂蛋白（a）［Lp（a）］和载脂蛋白A1。血脂检测项目可以反映体内脂类代谢的情况。血脂检测在临床上的意义是可以针对胰腺炎或血管硬化性疾病和循环系统疾病，如心肌梗死、脑梗死等的高风险人群进行初筛。因为血脂越高，血液就会变得越黏稠，提示血管存在狭窄或者堵塞的风险越高。血脂分为三酰甘油、胆固醇、高密度脂蛋白及低密度脂蛋白等，其中三酰甘油、胆固醇和低密度脂蛋白水平越高，则提示血管越差，血液越黏稠，就越容易出现血管堵塞的情况。如果堵塞发生在心脏，就有可能发生心肌梗死，发生在脑部，就有可能发生脑梗死，发生在下肢，就有可能发生下肢血管栓塞。因此，血脂越高，就越需要低脂、低胆固醇饮食，控制体重，适当锻炼。

## 四、“电解质”检测包含项目及临床意义

电解质检测项目包括钾、钠、氯、钙、$CO_2$结合力。电解质检测主要用于查明病因，指导临床用药。例如，钠正常值是137～147mmol/L，升高见于水摄入不足、尿崩症、渗透性利尿、钠排泄障碍等，降低见于失钠性低钠血症、肾性失钠、糖尿病等。钾的正常值是3.5～5.3mmol/L，升高见于肾衰竭、补钾过快等，降低见于严重腹泻、代谢性碱中毒等。

## 五、肿瘤标志物检测项目及临床意义

肿瘤标志物检测项目包括铁蛋白（ferritin）、癌胚抗原（CEA）、甲胎蛋白（AFP）、癌抗原153（CA153）、癌抗原199（CA199）、癌抗原125（CA125）、癌抗原724（CA724）、非小细胞肺癌相关抗原（CYFRA21-1）、神经元特异性烯醇化酶（NSE）、总前列腺特异性抗原（total-PSA）、游离型前列腺特异性抗原（free-PSA）、胃泌素释放肽前体（ProGRP）、鳞状细胞癌相关抗原（SCCA）、人附睾蛋白4（HE4）、热休克蛋白90α（Hsp90α）、血清异常凝血酶原

（PIVKA-Ⅱ）、人绒毛膜促性腺激素（β-HCG）等。

肿瘤标志物是指特征性存在于恶性肿瘤细胞，或由恶性肿瘤细胞产生的生物活性物质，或指机体因肿瘤的刺激而产生的物质。肿瘤标志物能反映肿瘤的发生发展，监测肿瘤对治疗的反应。肿瘤标志物存在于肿瘤患者的组织、体液和排泄物中，能够用免疫学、生物学及化学的方法检测，可作为早发现、早诊断、早治疗肿瘤的重要依据。

（一）甲胎蛋白

甲胎蛋白检测在临床主要作为肝细胞癌的血清标志物，用于原发性肝癌的诊断和疗效监测。甲胎蛋白是糖蛋白，主要由胎儿肝脏、卵黄囊合成，甲胎蛋白在胎儿血液循环中具有比较高的浓度，出生以后逐渐下降。在成年人血清当中含量极低。在胎儿，以及有肝癌、肝母细胞瘤、性腺畸胎瘤、肝炎的患者，甲胎蛋白的含量比较高。60%～70%的原发性肝癌成年患者中，甲胎蛋白含量增高。睾丸癌、卵巢肿瘤、恶性畸胎瘤、胰腺癌、胃癌、肠癌、肺癌等成年患者的甲胎蛋白含量也会增高。在急慢性肝炎、肝硬化等良性的肝病患者，甲胎蛋白的水平也可以增高，但是浓度不会超过1000μg/L。甲胎蛋白增高与肝细胞的坏死和再生的程度有关，良性肝病的甲胎蛋白含量增高，往往是一过性的，持续2～3周，而恶性肿瘤可持续增高，动态监测血清甲胎蛋白的含量，既有助于鉴别肝病的良恶性，也是早期诊断肝癌的重要指标。

（二）癌胚抗原

癌胚抗原检测的临床意义主要在于以下三个方面：第一，辅助诊断恶性肿瘤，尤其是消化道恶性肿瘤。癌胚抗原虽然是非特异性肿瘤标志物，但其浓度升高往往提示消化道恶性肿瘤的可能性比较大，尤其是浓度明显升高达10倍甚至几十倍时，要高度警惕恶性肿瘤的可能性。第二，判断治疗效果。对于已经确诊的癌症患者，治疗前应检测癌胚抗原的浓度，治疗后再定期复查癌胚抗原浓度。如果浓度逐渐下降，说明治疗有效，其对判断疗效具有比较重要的临床意义。第三，预测复发。癌症患者经过有效的治疗以后达到完全缓解，不再需要抗肿瘤治疗，但可以定期复查癌胚抗原的浓度，根据浓度值的动态变化来预测是否存在复发。

（三）癌抗原153

癌抗原153又称糖类抗原153，是一种与乳腺癌等恶性肿瘤相关的抗原，是乳腺癌和卵巢癌患者的首选肿瘤标志物。癌抗原153也是术后随访，监测肿瘤复发、转移的指标。但其对早期乳腺癌灵敏度不高，因此癌抗原153不适合作为相关肿瘤筛查和早期诊断指标。

（四）癌抗原199

癌抗原199又称糖抗原199，是常见的消化系统肿瘤标志物，标准值在0～37U/ml。80%～95%胰腺癌患者中癌抗原199表达会升高，肿瘤切除后癌抗原199表达会下降，再次上升则表示复发可能。癌抗原199在结直肠癌、胃癌、胆囊癌、肝癌、胃癌等患者中表达也会升高，若同时检查癌胚抗原、甲胎蛋白，可进一步提高阳性率。良性疾病如黄疸、胰腺炎等也会引起癌抗原199升高，但一般呈一过性。

（五）癌抗原125

癌抗原125又称糖类抗原125，是主要跟卵巢癌、子宫内膜癌、消化道肿瘤和其他有关系的恶性肿瘤相关的抗原。临床上，卵巢癌患者往往出现癌抗原125升高，经过治疗如手术、化疗以后癌抗原125会下降，如果患者复发，癌抗原125又会继续升高。尽管癌抗原125是非特异性的指标，却是目前用于监测卵巢上皮癌的治疗效果、监察疾病发展的重要指标。

（六）癌抗原724

癌抗原724又称糖类抗原CA724，是一种临床常见的肿瘤标志物，主要是用于诊断消化道肿瘤。其检测数值的正常范围一般是血清浓度小于6.7μg/L。如果数值轻度升高，可见于慢性胃炎、胰腺炎等，女性的话可能还跟卵巢肿瘤有关。如果癌抗原724水平出现了明显的升高，那么就需考虑胃癌、胰腺癌、大肠癌、肺癌、卵巢癌等。如果持续升高，应注意行胃镜、肠镜及胰腺和卵巢的彩超，排除恶性肿瘤的可能。

（七）非小细胞肺癌相关抗原

非小细胞肺癌相关抗原（CYFRA21-1）是目前用于监测肺癌的肿瘤标志物，尤其对非小细胞癌的诊断具有重要价值，如果肺部存在不清晰的环形阴影，同时血清CYFRA21-1大于30ng/ml，则个体患原发性支气管肺癌的可能性非常高，各类非小细胞肺癌阳性检出率为70%～85%。CYFRA21-1的血清浓度高低与肿瘤临床分期成正相关，其也可作为肺癌手术和放化疗后追踪早期复发的有效指标。CYFRA21-1与神经元特异性烯醇化酶联合检测可提高诊断的灵敏度，能够为肺内占位病变的良恶性鉴别诊断提供参考。

（八）神经元特异性烯醇化酶

神经元特异性烯醇化酶为小细胞肺癌和神经内分泌肿瘤如神经母细胞瘤、肾母细胞瘤的肿瘤标志物。神经元特异性烯醇化酶是目前临床上应用较广泛的肿瘤标志物，多用于监测小细胞肺癌。神经元特异性烯醇化酶在实验室检测中的正常值为小于20ng/ml，其数值偏高到正常值的2～3倍才有临床意义。

### （九）总前列腺特异性抗原

总前列腺特异性抗原是目前诊断前列腺癌的首选肿瘤标志物，可用于前列腺癌的早期诊断。总前列腺特异性抗原的正常值是小于4ng/ml，如果高于4ng/ml，则提示有可能存在前列腺癌，这种情况下就需要做进一步的检查，比如行前列腺的磁共振检查。如果前列腺的磁共振检查提示有前列腺癌的可能，就需要进一步做穿刺进行病理组织学检查，以确诊是否患有前列腺癌。

## 六、手术前需要做的血液检查项目

手术前的血液检查项目主要包括以下几类，如发现有异常可以提前进行治疗，保证手术安全。

（1）血常规。主要判断患者有没有贫血，有没有感染，有没有血液系统疾病。

（2）生化检测。主要是了解患者肝功能、肾功能的情况，以及血糖、血脂情况。

（3）凝血功能。因为手术都会有创伤，如果凝血功能不好，手术当中容易大出血。

（4）输血全套。主要检查输血前是否有乙型病毒性肝炎（乙肝）、丙型病毒性肝炎（丙肝）、艾滋病、梅毒。如果有，手术室医务人员和器械都需要提前做特殊准备。

（5）血型交叉配血。因为手术当中可能需要输血，需要提前明确血型，并进行交叉配血，提前准备用血。

## 七、血型分类标准和原则有哪些？

临床上常用的血型分类标准有两种，一个是ABO血型系统，另一个是Rh血型系统。一般情况下，ABO血型系统分为四种血型，即A型、B型、O型和AB型，而Rh血型系统分为Rh阴性和Rh阳性。多数情况下两种血型系统同时应用。通常大多数人Rh血型是阳性，极少的人是Rh血型阴性，因此Rh阴性血被称为熊猫血。临床上输血前需要检查血型，红细胞、血红蛋白、血浆的输注都需要同型血，如B型Rh阳性血的患者需要输注B型Rh阳性的血。

## 八、父亲是A型血，母亲是O型血，那孩子应该是什么血型呢？

采血门诊会遇到父母好奇自己孩子的血型，这里为大家简单总结一下父母与孩子血型的关系：

（1）父母双方皆为O型血，那么他们的孩子只可能是O型这一种血型。

（2）父母一方为A型血，另一方为A型或者O型血时，则他们的孩子可能为A型或O型血。

（3）父母一方为A型血，另一方如为B型血，那么他们的孩子A型、B型、O型、AB型这4种血型皆可能出现。

（4）父母一方为B型血，另一方如为B型或O型血，那么他们孩子可能为B型或O型血。

（5）父母一方为AB型血，另一方如为A型、B型或AB型血，则他们的孩子A型、B型、O型、AB型4种血型皆可能出现（但O型血出现概率很低）；父母一方为AB型血，另一方如为O型血，那么他们的孩子的血型可能为A型或B型。

## 第二节　采血常见疑问解答

### 一、采血是否会导致贫血？

普通体检采血是不会引起贫血的。一般来说，正常成年人体内的血液量为70～80ml/kg，男性大约是80ml/kg，女性是70～75ml/kg，男性的血液量较多。普通体检项目的采血量为2～4ml。对于体重为50kg的成年人，血液总量为3500～4000ml，从中采集2ml、4ml、8ml、10ml不会引起贫血。就拿无偿献血来说，一次性会抽取200～400ml的血液，不会影响人的健康，不会导致贫血，体检采血量远小于献血的采血量。此外，人体中血细胞的再生能力是很强的，人体感受到血细胞水平的波动会刺激骨髓造血，来平衡损失的血。所以，完全不用担心体检的采血量会导致贫血。

## 二、采血结束后，棉签是拔针前按压还是拔针后按压？

拔针前按压，即采集血液后先将无菌干棉签按压在静脉穿刺点，然后迅速拔针。

拔针后按压，即采集血液后将无菌干棉签轻放在静脉穿刺点上方，迅速拔针，在针头离开皮肤的瞬间用无菌干棉签按压静脉穿刺点。

如果采用先按压再拔针的方法，按压时用的力度再大一些的话，就有一种行针走肉的感觉，虽然疼痛是一瞬间的，但那种感受还是很不舒服的。引起疼痛的主要原因是棉签的按压使得血管壁被压紧，针头与血管壁容易产生摩擦，而针头的斜面如小刀刃，在按压状态下拔针对血管壁产生切割力，容易造成血管损伤，且按压力越大，摩擦力越大，疼痛感越强。所以，采用拔针的同时迅速按压的方法能减少疼痛。

## 三、采血后，到底是屈肘还是伸肘按压穿刺点呢？

屈肘按压在临床上并不少见，甚至有些医护人员会告诉患者把胳膊和手臂“夹紧”，那么到底按压时应该伸肘还是屈肘呢?

研究显示，前臂伸肘按压法按压部位固定，棉签不易移动位置，穿刺点受力均匀，可以直接观察按压部位的状况，所以较少出现并发症。而屈肘按压法主要依靠屈肘时形成肘关节夹角的力量，按压面积大，穿刺点局部受力小，特别是皮下脂肪、肌肉较薄的患者，由于缺少组织的支持，穿刺点局部受力更小，出现并发症的机会就更大。所以，采血后按压时屈肘按压是不正确的，应该采用伸肘按压。

## 四、什么才叫空腹采血?

所谓的空腹，一般指前一天晚上10点以后不再进食，第二天晨起时的状态。严格来说，是至少8小时不进食的状态，我们在临床上叫作空腹状态。一般检查空腹血糖、肝功能、肾功能、血脂等时，需要在空腹状态下采血，进食之后进行以上检查，可能会对一些指标造成一定影响。

所以在临床上，往往建议前一天晚上不吃饭，晨起进行采血，这样状态下采集的血液更有普遍性、代表性，能够反映我们日常生活状态下的一些指标的水平，有助于临床上明确一些疾病的诊断。

## 五、空腹需要禁食多久呢？

空腹要求至少禁食8小时，以12～14小时为宜，但不宜超过16小时。最好在上午7：00—9：00采血，不超过11：00。空腹时间过长会也影响一些检验指标，比如血糖。

## 六、空腹采血前能喝水吗？

空腹期间可少量喝水，可饮用温开水、纯净水，但不能饮用各类饮料，如咖啡、茶，更不能抽烟喝酒，以免导致血液中某些成分的改变，影响医生对病情的判断。

## 七、如果实在很饿，没有忍住吃了东西会影响采血吗？

首先，每个人进食后，经过消化吸收及代谢，血液中的很多成分，如糖、蛋白质、脂类等都会呈现暂时性变化，控制这一因素的唯一办法就是要求采血前空腹，以保证血液中各项指标相对稳定的状态。

其次，正常人空腹血的血清呈淡黄色，并且清亮透明。如进食后采血，其血清常出现浑浊，就是我们常说的脂血，这种浑浊的血清状态会影响生化项目的检验结果。

## 八、采血后，按压多长时间合适？

按压的目的是压迫止血，按压足够的时间可以避免穿刺处淤血和皮下血肿的发生。一般正常人凝血时间在1～3分钟，所以，对于一般正常采血的体检者来说，按压时间在3分钟左右，对于有凝血功能障碍的患者，应适当延长按压时间至5分钟，如正在使用肝素、华法林等抗凝剂的患者，应按压5～10分钟，甚至更长时间，直至完全止血。

## 九、为什么我的血看起来颜色那么深？

人体血液主要分成动脉血和静脉血。动脉血是在循环系统的动脉中流动的血液，动脉血$O_2$含量较高，$CO_2$含量较少，颜色鲜红。

在循环系统的静脉中流动的血液，称为静脉血。其含$O_2$较低，$CO_2$含量较高，颜色暗红。因大多数血液检查要求采集静脉血标本，因此大家看到自己的血颜色不是鲜红的。

## 十、采血时，血管不明显，能用力拍打血管吗？

有患者在采血时，因为没吃早餐或血管塌陷，增加穿刺难度。当患者血管不明显时，采血操作人员可以嘱咐患者握拳、松拳，反复5次，尽可能轻轻揉搓患者前臂，血液循环极差时可以嘱患者少量饮用温水，帮助血管充盈。如果用力拍打血管局部皮肤，会导致血管内红细胞破裂或脆性增加，容易造成血液标本溶血，从而影响检验结果，所以不能用力拍打血管。

## 十一、如果长期服药，采血前可以吃药吗？

这个问题比较复杂，目前药物众多，每种药物对检验结果的影响还无法完全解释清楚，中药对血液检验结果的影响则知道得更少，因此一般建议采血前停药。如果是观察药物治疗效果，则可以在正常服药后进行采血，以便于临床医生根据检测结果进行药物调整。如某些药物有毒副作用，应该在服药后采血检测，便于医生判断是否需停药或调节剂量。当然，每位患者的情况不同、用药不同，当我们无法确定时，可查看医嘱或询问医生。

## 十二、输液时能否采集血液标本？

输液是常见的一种治疗方式，能够帮助患者维持生命体征，让药物快速进入患者体内，提高治疗效率，在治疗过程中起着十分重要的作用。在输液治疗的同时也需要采集血液进行检测，以观察患者对治疗的反应。但是在输液同侧采集血液，检验结果会受到干扰，因为输入的液体会稀释血液，体现不出患者的实际情况，检测结果准确性也会降低，甚至会明显误导诊断和治疗。所以采血操作人员在采集血液标本时应询问患者有无输液，避开输液同侧肢体采集血液标本。针对输液的同时需采集血液标本者的建议如下：

（1）宜在输液结束后3小时后采血，对于输注成分代谢缓慢、可严重影响检验结果（如脂肪乳剂）者，宜在下次输液前采血。

（2）抢救过程中必须一边输液一边采血时，应避免从正在输液的肢体上采集血液，避免输液成分混入血液标本。

（3）输液时采集血液应遵从“远端原则”。选择在输液的对侧肢体或无输液点的其他肢体的静脉采血。四肢静脉都输液时，可以选择在输液静脉的远心端采血。

（4）急诊、抢救过程中在输液的同时采血，应在检验申请单上注明，以告知检测人员。

## 十三、如果做了其他检查后立即采血会影响血液指标吗?

在放射学检查时使用造影剂对临床血液检查可造成一定干扰，特别是对血清中的金属元素、凝血及纤溶系统进行检测时，建议应该合理安排各种检查的时间顺序：先安排空腹采血，然后再进行使用造影剂的各种影像学检查；或者根据造影剂在体内的代谢特点，安排患者在使用造影剂进行影像学检查24小时后进行静脉采血，将造影剂对临床血液检查的干扰降至最低。

## 十四、为了保证采血结果的准确性，一滴水都不喝、口也不漱，是正确的吗？

患者在采血前不宜改变饮食习惯，24小时内应避免饮酒，大多数检验项目都要求采集空腹血，即要求患者采血前8～14小时（过夜）无能量摄入，同时避免咖啡、浓茶、高糖饮料等。饮食对血脂检验影响较大，患者在采血前3天应按平时的生活习惯保持正常饮食，正常吃晚饭，但不能饮酒，不吃夜宵，采血当天早晨也不能吃任何食物。但是值得注意的是，空腹时间超过16小时，机体处于轻度饥饿状态，检测出的结果会有一定偏差，所以空腹采血要求禁食至少8小时，以12～14小时为宜，最佳采血时间为早上7：00—9：00。空腹采血不要求绝对禁水，可饮用少量温水，以不感到口渴为宜，总的饮用量尽量低于200ml。

## 十五、采空腹血的前一天可以喝酒、抽烟吗？

喝酒会导致血液中含有大量乙醇，进入人体之后会导致全身新陈代谢明显加快，而乙醇需要经过肝分解代谢。而且喝酒过多可能会出现酒精中毒的情况，乙醇进入人体肝及肾后，会加重肝及肾的负担，导致肝功能、肾功能的检验结果受到一定的影响。

另外，采血前不建议抽烟，香烟中含有有害成分，如尼古丁、焦油等，可能导致检验结果不准确。

## 十六、喝茶、嚼口香糖对空腹血有影响吗?

茶水中含有很多有机酸及其他活性物质，对肝功能、肾功能、血糖等检验项目可造成一定的影响，所以采血前不能喝浓茶。

嚼口香糖对一般采血结果没有太大的影响，但对血糖会有一定的影响，可能会出现检测血糖值偏高的情况。

## 十七、是不是空腹时间越长，血液检测结果越准确?

患者处于饥饿时间过久，若超过12小时及以上，血液成分会发生变化，从而导致检验结果异常。例如：血糖、蛋白质、甘油三酯等降低，血清胆红素、游离脂肪酸等增加。空腹项目一般建议空腹10～12小时，即采血前一天晚上9点以后禁食禁饮，采血宜安排在第二天上午7：00—9：00，空腹期间可少量饮用温水。

## 十八、女性生理期能进行采血检测吗？

女性性激素在生理周期的不同阶段存在显著差异；在月经周期的第2～4天，检测的激素结果可反映基础激素水平；在月经周期的第22～24天，孕激素达到一个峰值，此时采血检测孕酮，监测有没有排卵是非常有临床意义的。性激素的检测结果具有重要临床价值，可为不同疾病的诊断提供参考。患者可以询问医生是否需要在特定的时间采血，并且遵医嘱选择采血时间。

## 十九、甲状腺功能亢进患者采血时能不能用碘伏消毒？

甲状腺功能亢进（以下简称甲亢）患者要做到的是低碘饮食，也就是吃进去的食物不能是含碘丰富的食物，如海鲜、海带、紫菜。

甲亢患者的治疗方法有三种，即药物、碘131和手术治疗。其中药物是通过抑制甲状腺合成过多的甲状腺激素来达到治疗甲亢的目的，碘131和手术是通过破坏甲状腺组织来治疗甲亢。以上三种方法各有利弊，临床需要根据患者的特点及需求，选择合适的治疗方案。目前，我国大部分患者首选药物治疗甲亢。碘伏是消毒剂，一般用于皮肤消毒。甲亢患者外用碘伏是可以的，但是，如在特定的治疗时期，医生要求完全不能使用碘剂，那就需要用酒精代替碘伏消毒皮肤。

## 二十、采血前进行了剧烈的运动，对血液检查结果有影响吗?

剧烈运动可以使许多血液成分发生改变，甚至持续24小时以上，因此剧烈运动之后不应立即采血。快步行走之后，至少应休息10～15分钟后再采血。应在平静状态下采血，避免在情绪激动时采血。运动能影响许多项目的检验结果，如激烈运动后使肌酸激酶、乳酸脱氢酶、丙氨酸转氨酶、天门冬氨酸转氨酶、血糖等的测定值升高，丙氨酸转氨酶在停止运动1小时后测定，其值仍可偏高30%～50%。

## 二十一、采血后可以游泳吗?

采完血后不建议立即去游泳，建议在采血部位愈合后游泳，否则可能会导致采血穿刺点感染等。同时也要注意游泳时长及强度，做好保暖，以免感冒。

（1）伤口感染：采血穿刺点愈合前，尽量不要去游泳，因为采血穿刺点遇水可能会感染发炎，出现红肿、硬结、疼痛。此外，游泳池人群较多，容易滋生细菌，造成感染概率增加。

（2）感冒：采血后有一定的失血量，机体功能尚未恢复，抵抗力较低。游泳池温度较低，如果不注意保暖，容易出现感冒或发热等情况，因此建议在补充营养及休息后，待机体恢复正常再游泳。

（3）低血压：部分患者采血后，可能会出现晕血或者交感神经兴奋，从而出现一过性的低血压或头晕，此时游泳可能会突然失去知觉，造成不良后果。

此外，采血后在胃肠道功能正常的情况下，可多食用富含维生素C、蛋白质、叶酸及铁的食物，有助于补充相关营养物质，使身体恢复正常状态。

## 二十二、传说采血还分男左女右的说法，是真的吗？

常常有患者问："护士老师，我是男生，采血是不是要遵循男左女右？"

我们首先来了解血液是如何产生的。人体血液都是由心室射出，经动脉、毛细血管、静脉，最后又返回心房，心脏作为一个肌肉泵，参与全身的泵血，为全身器官提供血液。心脏是生命之源，心脏的供血，支持各个器官的功能活动的发挥，滋养机体的每一个细胞。心脏收缩射血，即驱动血液经主动脉分散流动到机体各个器官。心脏舒张充盈，则将静脉内的血液回收到心脏，为下一次收缩射血准备足够的血量。

采血时选择的静脉血管又称为容量血管，其具有数量多、管径较粗、管壁较薄、顺应性大的特点，在人体静息状态时，静脉系统内的血量可占人体循环血量的60%～70%。整个身体内流动的血液都为整个机体服务，也都是循环的，因此，采血并没有男左女右的区分。

## 二十三、做了人工动静脉瘘的肢体可以采血吗？

人工动静脉瘘是人工搭建的血液透析通路，主要包括自体动静脉瘘和人工血管动静脉瘘。由于其并发症少、通畅率高、感染发生率低、透析效果好等优势，现已成为临床建立血管通路的首选。但随着使用频率的增加和时间的延长，以及其他各种因素的影响，动静脉瘘会逐渐狭窄，形成血管瘤、血管硬化，导致血栓形成，功能下降，严重危及患者的生命。我们不能从动静脉瘘处穿刺采血，以免缩短动静脉瘘的使用时间。同理，我们应尽量避免从人工动静脉瘘侧肢体采血，这样能有效保护动静脉瘘侧静脉，减少影响动静脉瘘的刺激因素，延长动静脉瘘的使用时间。在紧急的情况下不得不通过动静脉瘘侧肢体进行采血时，应该选择有内瘘穿刺经验的采血操作人员进行操作，动静脉瘘有别于普通的静脉血管，在穿刺前要对动静脉瘘的血流方向、进针角度等进行评估，不正确或者不恰当的进针方式会影响动静脉瘘的使用时间。在采血完成后应对穿刺处进行长时间按压，以保护动静脉瘘。

从检验结果方面，动静脉瘘侧肢体的静脉压力高于正常，可能会导致该侧肢体血液标本测得的电解质不具有代表性。如果对动静脉瘘血管进行采血操作，由于动静脉瘘内的血液为动静脉混合血液，也会导致该处电解质甚至其他血液成分与正常肢体的静脉血液标本产生偏差，影响结果的准确性。此外，穿刺无疑是对血管壁的机械损伤。损伤和随后的修复可能会引起多种生物反应，包括白细胞浸润、血栓形成、血管细胞增殖。

研究表明，血液透析患者比一般人群更容易携带金黄色葡萄球菌，其引发的血液透析通路感染占透析感染一半左右。因此，即便采血针孔径小于血液透析穿刺针，在门诊采血中仍不建议对有动静脉瘘的血管进行采血操作，以免因为非专业的操作导致瘘的损伤、内膜增生、血液通路感染，导致动静脉瘘使用时间缩短或者影响透析流量。即便是对同一肢体的其他静脉进行采血操作，也可能导致静脉血栓形成、静脉感染风险增加，间接影响血液通路。为了保护动静脉瘘免受不必要的伤害，原则上不能从人工动静脉瘘处采血，该侧肢体应该作为采血的最后选择。

## 二十四、经外周静脉置入中心静脉导管侧能否进行采血？

经外周静脉置入中心静脉导管（PICC）是一种由生物

相容性材料（硅胶或聚氨酯）制成的细长而灵活的导管，通常在超声引导下经前臂或肘前窝的基底静脉或头静脉置入，然后进入中心循环，导管尖端通常放置在上腔静脉或下腔静脉-心房交界处。PICC平均在位时间在1周～6个月，使用时间可达1年，常常被称为患者的“生命线”。PICC可以减少反复静脉穿刺给患者带来的痛苦，操作简单易行；置管后患者的患肢活动不受限制，基本不会对患者的日常生活造成影响；PICC直接进入上腔静脉，可快速降低液体的渗透压或浓度，从而减轻药物对局部组织和血管的刺激等，现在临床已广泛使用。

PICC置管术主要适用于以下几类人群：①需要给予化疗药物等刺激性溶液的患者；②需要给予静脉营养等高渗性溶液的患者；③需要接受中长期静脉输液治疗的患者；④外周静脉条件差且需要用药的患者。PICC不适于患有严重出血性疾病、上腔静脉压迫综合征及不合作或躁动的患者，穿刺部位或周围组织有感染、皮炎、蜂窝织炎、烧伤等情况的患者，乳腺癌根治术后患侧，以及预插管位置有放射性治疗史、血栓形成史、血管外科手术史或外伤的患者等。

PICC仍在原位的情况下可通过PICC进行采血、给药等。有大量针对非化疗患者的血常规及凝血功能检测的研究表明，通过PICC抽取静脉血进行检验，白细胞计数、红细胞计数、血红蛋白浓度、血小板计数、凝血酶原时间、活化部分凝血酶原时间、凝血酶时间均有临床意义，能准确反映患者的身体情况。但也有研究表明，肿瘤患者经PICC给予化疗药物输注后，所采静脉血与对侧肢体采集的血液检验结果存在差异，故使用导管化疗后应从非导管途径抽血监测血常规变化，以免影响临床治疗决策，影响患者治疗效果。此外，如果去除PICC内封管液不够，会影响血液标本浓度，导致检验结果偏差。

相关研究表示，增加周围静脉穿刺的频率可增加新生儿PICC相关血流感染的风险。在肿瘤患者中，接受放疗、化疗或免疫治疗的情况下，PICC侧的肢体可能合并局部皮肤炎症或静脉炎症，影响某些检查结果的准确性及穿刺准确性，导致抽血量少、抽血标本不合格、反复抽血等。此外，恶性肿瘤患者通过放疗、化疗杀死肿瘤细胞的同时，也会对正常细胞造成一定程度的损伤，降低机体的防御能力和免疫功能，一过性的血流感染可能会诱发细菌定植于导管，影响导管使用，为患者带来不必要的损伤。

综上所述，PICC侧能进行静脉采血，但应尽量避免从该侧进行采血。针对门诊患者，不建议通过PICC进行采血。一方面，由于门诊采血工作量较大，设备有限，无法准确评估PICC情况；另一方面，经PICC采血后需要进行导管冲洗，大大增加了采血操作人员的操作时间和患者等待的时间，也增加了堵管、感染等风险。避免在PICC侧采血可以保护患者的安全。

## 二十五、行淋巴清扫后能采血吗?

许多乳腺癌术后的患者常常困扰于患肢的淋巴水肿。在门诊复查中，也经常被告知患肢避免进行采血。那么乳腺癌术后患肢是否能进行采血，作为采血操作人员在门诊采血中应该如何选择呢？如果无法避免患肢采血，又应该如何与患者解释呢？

我们需要明确一下乳腺癌术后淋巴水肿产生的解剖结构基础及乳腺的淋巴回流途径。

乳腺淋巴回流途径包括以下五种：①乳房大部分淋巴经胸大肌外侧缘淋巴管流至腋窝淋巴结，再流向锁骨下淋巴结（75%）。②部分乳腺上部淋巴可经胸大肌、胸小肌间淋巴结（Rotter淋巴结），流至锁骨下淋巴结。通过锁骨下淋巴结后，淋巴继续流向锁骨上淋巴结。③部分乳房内侧的淋巴通过肋间淋巴管流向胸骨旁淋巴结。④两侧乳房间皮下有交通淋巴管，一侧乳房的淋巴可流向另一侧。⑤乳房深部淋巴网可沿腹直肌鞘和肝镰状韧带通向肝。尽管乳腺淋巴回流途径较多，但是前哨淋巴结常常是乳腺癌淋巴转移的第一站。对于有2个以上阳性前哨淋巴结的女性，一般需要进行完整的腋窝淋巴结清扫。

乳腺癌患者中明确的发生淋巴水肿的危险因素包括腋窝淋巴结清扫、区域淋巴结照射、体质指数较高，以及确诊时高龄。根据最新的日本全国范围内对乳腺癌患者（84022例）的研究发现，年轻、肥胖、吸烟、胶原蛋白病、晚期乳腺癌、全乳切除、腋窝淋巴结清扫、术后出血、化疗和放疗是淋巴水肿发生的危险因素。危险因素中，术后化疗［*HR* 3.78（95%*CI* 3.35～4.26）］和腋窝淋巴清扫［*HR* 2.46（95%*CI* 1.95～3.11）］的比值比最高。在高危患者中，术后1年和4年的淋巴水肿累积概率分别达到约3%和6%。

以往研究假设采血、注射、血压测量和外伤会增加患肢感染和损伤的风险，但是均未给出较为高级的证据支持。近年来的研究发现，静脉穿刺似乎并不会增加患肢水肿及感染的风险。2016年的前瞻性研究发现，尽管蜂窝织炎增加了淋巴水肿的风险，但同侧采血、注射、血压测量和航空旅行可能与手臂体积的增加无关，该研究也显示蜂窝织炎的发生与蜂窝织炎前事件尚无明确的联系。随后在2017年的研究中同样未发现采血、注射、血压测量和航空旅行可能与手臂体积的增加有关。

淋巴结清扫会对淋巴管网络产生损伤，造成上肢的淋巴回流网络受损，无法清除免疫反应产生的液体，导致淋巴在手臂中积聚，继而引起上肢淋巴水肿。此外，那些没有接受腋窝淋巴结清扫的患者，也可能会因为后续接受放疗，导致患侧上肢淋巴管网络损伤，造成淋巴水肿。除了乳腺癌手术造成的淋巴水肿以外，乳腺癌本身也可以引起静脉或淋巴管阻塞并损害其结构和功能，导致恶性淋巴水肿。

淋巴系统是一个单向的环状系统，其功能包括平衡组织液，即组织液的再吸收和转运，淋巴系统在维持组织液稳态中发挥着重要作用，同时为机体免疫功能提供结构基础。淋巴成分与血浆相似，但是淋巴中的蛋白质以小分子居多，也含纤维蛋白原，主要流动于淋巴管内。淋巴的作用主要包括：①回收蛋白质；②运输脂肪及其他营养物质；③调节体液平衡；④实现防御和免疫功能。当淋巴回流出现障碍时，会导致组织内局部淋巴潴留，淋巴会促进局部组织增生、纤维化，进而出现肿胀，皮肤增粗、增厚。此外，淋巴潴留还会增加丹毒及淋巴管炎的风险，从而加重淋巴水肿。

国际淋巴学会将淋巴水肿分为4期。0期，潜伏期或临床前期，淋巴转运已经出现组织液微妙改变或主观症状改变，但水肿不明显，常常在明显水肿前数月或数年出现；1期，早期积液中蛋白含量高，随肢体抬高可以缓解，可出现点状凹陷；2期，单纯肢体抬高已经不能缓解组织水肿，但是点状凹陷常见；3期，淋巴潴留性象皮肿，可能不出现点状凹陷，但会出现皮肤营养性改变，如棘皮症、脂肪沉积和疣状过度生长。

以往的研究显示，临床医生和指南强烈建议乳腺癌患者在治疗期间和治疗后避免患侧抽血、注射、血压测量和手臂创伤，以降低发生蜂窝织炎和乳腺癌相关淋巴水肿的风险。淋巴水肿是乳腺癌治疗的潜在不利影响，其特点是手臂肿胀、不适，并损害远期的上肢功能。乳腺癌患者一生都有发生淋巴水肿的风险，平均发病时间为治疗完成后14.4个月。淋巴水肿一旦发生，往往难以治愈。长时间淋巴水肿迁延不愈，肢体会出现变形、运动功能障碍、感觉功能障碍、精细运动障碍等各种后遗症。

在所有形式的淋巴水肿治疗中，保守治疗，包括综合消肿治疗（CDT）和间歇气动加压（IPC），是基本治疗方法。治疗可分为强化治疗阶段和维持治疗阶段，强化治疗的目的是最大限度地减少淋巴水肿，而维持治疗的目标是维持肢体体积，使肢体体积持续减少不增加。综合消肿治疗，是癌症相关和非癌症相关淋巴水肿患者广泛接受和推荐的治疗方法。其主要措施包括多层绷带加压包扎、手法淋巴引流和消肿运动。间歇气动加压广泛应用于强化治疗和维持治疗阶段的淋巴水肿患者。外科治疗可分为生理手术和消融手术。生理手术包括淋巴-静脉分流术、淋巴-淋巴分流术和带血管的淋巴结转移，消融手术包括抽脂和减容手术，但是外科治疗的效果目前还不理想。此外，还没有明确的治疗淋巴水肿的药物。

随着人们对乳腺癌认识的深入，越来越多的患者可能在早期就发现并进行治疗，而需要进行腋窝淋巴结清扫的患者也会越来越少。一般来说，前哨淋巴结切除后发生淋巴水肿的概率较低。

采血操作人员采血时应了解乳腺癌患者是否存在以上的高危因素（腋窝淋巴结清扫、区域淋巴结照射、体质指数较高，以及确诊时的高龄），从而避免对这一人群的患肢进行操作，甚至对于其他有上肢淋巴水肿病史的患者也应该引起重视。对于不存在高危因素的乳腺癌患者，应该充分告知患者风险，并尊重患者意愿。

有研究显示，乳腺癌患者接受腋窝淋巴结清扫手术后，如果可能，应在对侧手臂上进行静脉穿刺。然而，当静脉通路至关重要时，如果没有淋巴水肿并且静脉通路情况良好，则证据不支持限制对同侧手臂的使用。尽管在同侧手臂进行静脉穿刺有很小的感染风险，但没有强有力的证据支持这一操作会增加随后淋巴水肿的风险。

总的来说，为了患者有更好的采血体验、门诊就诊体验，以及尽可能地保护患者，我们应该尽量避免患肢的采血操作。对于有淋巴水肿高危因素的乳腺癌人群，是否可以对患肢进行采血操作仍需要进一步的探索。

## 二十六、采血必须绑扎止血带吗？

在采血操作过程中，绑扎止血带时间过长会干扰血流速度和流向，破坏体液和血细胞间的平衡，造成局部血液浓缩或激活凝血系统，导致标本溶血。另外，由于绑扎止血带后静脉内压力过大，当采血针刺进真空采血管时血液流速也会加快，红细胞强烈冲击管壁也容易引起红细胞破坏而发生标本溶血。标本溶血的发生是影响检验结果的一个非常重要的因素，会导致红细胞计数减少、凝血酶原时间（PT）缩短、丙型肝炎抗体出现假阳性、钾离子水平升高等。

有研究报道，从检验的角度，不用止血带采集血液标本，是不会对检验结果产生影响的。绑扎止血带后阻断了静脉血液回流，使静脉变得充盈，既利于穿刺成功，又可以提高血液流出的速度，缩短采血时间，所以建议根据患者的血管结构和充盈度来判断是否绑扎止血带。如果患者血管粗、直且弹性好，可以不用止血带。如果患者血管情况不太好，那就建议绑扎止血带，但是绑扎止血带时间不能超过1分钟，如果超过1分钟机体将会建立侧支循环，使已充盈的静脉变得不充盈，易引起采血量不足，采血时间延长。因此我们建议穿刺成功后见回血松解止血带，避免长时间绑扎导致侧支循环的形成，即达到体循环的时间后（成人正常体循环的时间为9～16秒）可以消除止血带的不良影响，预防标本溶血的发生。

## 二十七、采血时可以反复攥拳吗?

在穿刺时可让患者攥拳，使静脉更加充盈，以利于成功穿刺。但穿刺成功后宜让患者放松拳头，尽量避免反复攥拳的动作。

## 二十八、为什么要实施手卫生?

手卫生能降低30%的医院感染，减少多重耐药菌的交叉传播，医务人员及患者通过手卫生可以避免将病原菌带回家中。

# 参考文献

[1] 刘艮英，宋昊岚，曾忠仪，等. 临床血液标本采集规范与管理实践［M］. 成都：四川大学出版社，2021.

[2] 谭明英，何晓俐. 现代综合医院门诊采血技术实务［M］. 北京：人民卫生出版社，2019.

[3] 梁明月，骆宏，黄伯泉. 2018—2020 年广州市采血不足量发生原因分析［J］. 中国输血杂志，2021，34（5）：514-516.

[4] 李艳，毕玉珍. 标本溶血对临床生化检验结果的影响及防范措施［J］. 基层医学论坛，2021，225（14）：2020-2021.

[5] 罗宏伟. 标本溶血对生化检验结果的影响［J］. 中国实用医药，2020，15（32）：205-206.

[6] 崔晓琴. 采血过程中容易出现的问题分析及对策研究［J］. 口岸卫生控制，2020，25（5）：46-48.

[7] 张叶华. 血标本溶血的原因及急诊采血的护理研究进展［J］. 中外医学研究，2020，18（35）：183-186.

[8] 谭明英. 静脉采血检测知识问答［M］. 成都：四川大学出版社，2017.

[9] 巴西临床病理学，检验医学学会. 静脉采血指南 [M]. 中华医学会检验医学分会，译. 北京：人民军医出版社，2012.

[10] 潘建华. 临床检验医学技术进展 [M]. 武汉：湖北科学技术出版社，2022.

[11] 迟家敏. 实用糖尿病学 [M]. 北京：人民卫生出版社，2015.

[12] 谢凌云，彭希敏，谢兰. 儿童静脉输液的心理特诊及护理干预 [J]. 卫生职业教育，2004，22（15）：105–106.

[13] 张新平，杜国香，曹伟宁. 护理技术（上册）[M]. 2版. 北京：科学出版社，2008.

[14] 余爱珍. 基础护理学 [M]. 2版. 南京：江苏科技出版社，1994.

[15] 吕艳. 浅静脉穿刺双止血带结扎法的临床观察 [J]. 现代护理，2003，9（10）：785–786.

[16] 李曼玲. 扎止血带时间长短对浅静脉穿刺成功率的影响 [J]. 护理研究，2001，15（3）：168–169.

[17] 杨彩霞. 门诊静脉采血患者晕针的原因及心理护理 [J]. 国际医药卫生导报，2016，13（1）：83–84.

[18] 刘萍，邓彩霞. 健康体检者静脉采血晕针的原因及护理对策 [J]. 中国卫生产业，2013，26（2）：64–65.

[19] 杨小英，王晓冰，利春风. 心理干预对大学生体检抽血晕血症的预防作用 [J]. 蛇志，2014，26（3）：315–316.

[20] 胡红，陈维信. 健康体检静脉抽血晕针58例原因分析及护理

［J］. 齐齐哈尔医学院学报，2011，34（11）：32–37.

［21］蔡亚男，张彤. 健康体检抽血晕针的原因分析及护理［J］. 今日健康，2015，1（14）：258–259.

［22］赵云萍，吴媛媛，安晓霞. 门诊静脉采血患者晕针晕血原因分析及对策［J］. 临床合理用药杂志，2011，4（1）：45.

［23］翁玉凤. 静脉采血按压止血方法研究进展［J］. 实用临床护理学电子杂志，2019，4（11）：125–125+134.

［24］肖秀丽. 静脉采血后不同按压时间的止血效果评价［J］. 中国医药指南，2019，17（31）：130–131.

［25］包黎明. 静脉采血后不同按压时间的止血效果对比［J］. 世界最新医学信息文摘，2017，17（49）：223.

［26］刘琼，马志平，陈博玲. 门诊静脉采血常见安全问题及应对措施［J］. 世界最新医学信息文摘，2019，19（48）：261–262.

［27］莫卫芳. 针对进行真空负压静脉采血中出现的问题进行分析及干预措施［J］. 临床医药文献电子杂志，2020，7（39）：94–94+99.

［28］钟荣秋. 缩短止血带结扎时间对老人静脉采血的影响探讨［J］. 世界最新医学信息文摘，2019，19（89）：91–91+93.

［29］尹彩，李雅莉. 优质护理干预对采血后皮下血肿形成的预防效果观察［J］. 临床医学工程，2021，28（4）：519–520.

［30］陈茁，庄艳. 静脉采血后静脉采血后不同按压方式导致不良反

应发生情况比较［J］. 中国中西医结合外科杂志，2021，27（6）：900-903.

［31］王丽君. 静脉采血后局部瘀血相关因素及防护对策［J］. 临床心身疾病杂志，2015，12（21）：394-395.

［32］张晓美. 门诊静脉采血后皮下淤血的分析与对策［J］. 中国卫生产业，2014，12（16）：9-10.

［33］苑焕肖，钱争. 门诊患者静脉采血后造成皮下淤血的原因及预防［J］. 医学理论与实践，2011，24（16）：1991-1992.

［34］中华人民共和国国家卫生健康委员会. 静脉血液标本采集指南：WS/T661-2020［S/OL］.［2020-3-26］. http：//www. nhc. gov. cn/wjw/s9492/202004/31b4fa14ee174bb1999142525ceba608. shtml

［35］Hichri M，Vassaux G，Guigonis J M，et al. Proteomic Analysis of iodinated contrast agent-induced perturbation of thyroid iodide uptake［J］. J Clin Med，2020，9（2）：329.

［36］闵迅，黄健，杨艳. 临床检验标本采集与质量控制［M］. 北京：科学出版社，2018.

［37］王海莲. 静脉采血常用方法及注意事项［J］. 实用医技杂志，2013，20（9）：976-977.

［38］王月华，王玉荣，冷启菊，等. 动脉采血部位探讨［J］. 肿瘤防治杂志，2001，8（6）：696.

［39］徐佳素，周云仙，杨大干. 2型糖尿病患者糖耐量试验期间血脂

变化的调查［J］. 国际检验医学杂志，2019，40（15）：1885-1888.

［40］胥小芳，孙红，李春燕，等.《动脉血气分析临床操作实践标准》要点解读［J］. 中国护理管理，2017，17（9）：1158-1161.

［41］蔡亚男，张彤. 健康体检抽血晕针的原因分析及护理［J］. 今日健康，2015，1（14）：258-259.

［42］Schmidli J，Widmer M K，Basile C，et al. Editor's Choice-Vascular Access：2018 Clinical Practice Guidelines of the European Society for Vascular Surgery（ESVS）［J］. European Journal of Vascular and Endovascular Surgery，2018，55（6）：757-818.

［43］李进，黄丽红，何凡，等. 中部地区维持性血液透析病人自体动静脉内瘘使用状况调查分析［J］. 全科护理，2021，19（11）：1552-1554.

［44］Tan R Y，Pang S C，Teh S P，et al. Comparison of alteplase and urokinase for pharmacomechanical thrombolysis of clotted hemodialysis access［J］. The Journal of Vascular Access，2019，20（5）：501-506.

［45］Tozzi M，Gallieni M. Antiplatelet therapy for prevention of hemodialysis vascular access thrombosis and improving survival［J］. J Nephrol，2019，32（4）：491-493.

[46] Parisotto M T，Schoder V U，Miriunis C，et al. Cannulation technique influences arteriovenous fistula and graft survival [J]. Kidney Int，2014，86（4）：790–797.

[47] Ialongo C，Bernardini S. Phlebotomy，a bridge between laboratory and patient [J]. Biochem Med（Zagreb），2016，26（1）：17–33.

[48] Hsiao J F，Chou H H，Hsu L A，et al. Vascular changes at the puncture segments of arteriovenous fistula for hemodialysis access [J]. Journal of Vascular Surgery，2010，52（3）：669–73.

[49] Kaplowitz L G，Comstock J A，Landwehr D M，et al. Prospective study of microbial colonization of the nose and skin and infection of the vascular access site in hemodialysis patients [J]. J Clin Microbiol，1988，26（7）：1257–1262.

[50] Lyman M，Nguyen D B，Shugart A，et al. Risk of vascular access infection associated with buttonhole cannulation of fistulas：data from the national healthcare safety network [J]. Am J Kidney Dis，2020，76（1）：82–89.

[51] Johansson E，Hammarskjöld F，Lundberg D，et al. Advantages and disadvantages of peripherally inserted central venous catheters（PICC）compared to other central venous lines：a systematic review of the literature [J]. Acta Oncol，2013，52（5）：886–892.

[52] Mielke D，Wittig A，Teichgräber U. Peripherally inserted central

venous catheter（PICC）in outpatient and inpatient oncological treatment［J］. Support Care Cancer，2020，28（10）：4753–4760.

［53］曾蓉. 临床成人静脉血标本采集进展［J］. 全科护理，2011，9（16）：1489–1490

［54］史建惜，吴迪，彭静波，等. PICC采集血标本在肿瘤化疗患者的可行性研究［J］. 临床医学工程，2009，16（12）：58–60.

［55］Cheng H Y，Lu C Y，Huang L M，et al. Increased frequency of peripheral venipunctures raises the risk of central–line associated bloodstream infection in neonates with peripherally inserted central venous catheters［J］. J Microbiol Immunol Infect，2016，49（2）：230–236.

［56］Fan L，Strasser–Weippl K，Li J J，et al. Breast cancer in China［J］. The Lancet Oncology，2014，15（7）：e279–e289.

［57］Xia C，Dong X，Li H，et al. Cancer statistics in China and United States，2022：profiles，trends，and determinants［J］. Chinese Medical Journal，2022，135（5）：584–590.

［58］Ferguson C M，Swaroop M N，Horick N，et al. Impact of ipsilateral blood draws，injections，blood pressure measurements，and air travel on the risk of lymphedema for patients treated for breast cancer［J］. J Clin Oncol，2016，34（7）：691–698.

［59］Konishi T，Tanabe M，Michihata N，et al. Risk factors for arm lymphedema following breast cancer surgery: a Japanese nationwide database study of 84,022 patients [J]. Breast Cancer (Tokyo, Japan), 2023, 30 (1): 36–45.

[60] NLN Medical Advisory Committee. Screening and early detection of breast cancer–related lymphedema—The imperative [J]. [2012–2]. http://www. lymphnet. org/pdfDocs/PP_Lymphedema_BC_Supplement. pdf.

[61] NLN Medical Advisory Committee. Position statement of the National Lymphedema Network: Lymphedema risk reduction practices [J]. [2011–2]. http://www. lymphnet. org/pdfDocs/nlnriskreduction. pdf.

[62] Indelicato D J, Grobmyer S R, Newlin H, et al. Delayed breast cellulitis: an evolving complication of breast conservation [J]. Int J Radiat Oncol Biol Phys, 2006, 66 (5): 1339–1346.

[63] Loudon L, Petrek J. Lymphedema in women treated for breast cancer [J]. Cancer Pract, 2000, 8 (2): 65–71.

[64] Mclaughlin S A, Bagaria S, Gibson T, et al. Trends in risk reduction practices for the prevention of lymphedema in the first 12 months after breast cancer surgery [J]. Journal of the American College of Surgeons, 2013, 216 (3): 381–390.

[65] Jakes A D, Twelves C. Breast cancer–related lymphoedema and venepuncture: a review andevidence–based recommendations [J]. Breast Cancer Res Treat, 2015, 154 (3): 455–461.

[66] Winge C, Mattiasson A C, Schultz I. After axillary surgery for breast cancer—is it safe to take blood samples or give intravenous infusions? [J]. J Clin Nurs, 2010, 19 (9–10): 1270–1274.

[67] Cheng H Y, Lu C Y, Huang L M, et al. Increased frequency of peripheral venipunctures raises the risk of central-line associated bloodstream infection in neonates with peripherally inserted central venous catheters [J]. J Microbiol Immunol Infect, 2016, 49 (2): 230–236.

[68] Asdourian M S, Swaroop M N, Sayegh H E, et al. Association between precautionary behaviors and breast cancer-related lymphedema in patients undergoing bilateral Surgery [J]. Journal of Clinical Oncology, 2017, 35 (35): 3934–3941.

[69] Warren L E G, Miller C L, Horick N, et al. The impact of radiation therapy on the risk of lymphedema after treatment for breast cancer: a prospective cohort study [J]. Int J Radiat Oncol Biol Phys, 2014, 88 (3): 565–571.

[70] Blanchard D K, Donohue J H, Reynolds C, et al. Relapse and morbidity in patients undergoing sentinel lymph node biopsy alone or with axillary dissection for breast cancer [J]. Archives of Surgery, 2003, 138 (5): 482–487.

[71] 潘海琴. 预见性护理干预对乳腺癌术后患者 CT 增强中造影剂

外渗及过敏反应的预防效果评价［J］. 影像研究与医学应用，2019，3（15）：252.

［72］Trcka J，Schmidt C，Seitz C S，et al. Anaphylaxis to iodinated contrast material：nonallergic hypersensitivity or IgE-mediated allergy?［J］. American Journal of Roentgenology，2008，190（3）：666-670.

［73］Rose T A，Choi J W. Intravenous imaging contrast media complications：the basics that every clinician needs to know［J］. The American Journal of Medicine，2015，128（9）：943-949.

［74］Vassaux G，Zwarthoed C，Signetti L，et al. Iodinated contrast agents perturb iodide uptake by the thyroid independently of free iodide［J］. J Nucl Med，2018，59（1）：121-126.